IN DIESER BOX

BASIS-STRETCHING

THERAPEUTISCHES STRETCHING

STRETCHING FÜR DEN SPORT

STRETCHING FÜR JEDEN TAG

Stretching ist für Menschen aller Altersklassen und Fitnesslevels geeignet. Diese Box bietet Ihnen viele Möglichkeiten – ob Sie eine bestimmte Körperregion dehnen oder den ganzen Körper verwöhnen möchten.

Basis-Stretching (01–12)

Drei kleine Programme, mit deren Hilfe Sie das Stretching in den Alltag integrieren können. Die Aufwachübungen sorgen dafür, dass Sie erfrischt in den Tag starten, die Entspannungsübungen helfen gegen Verspannungen und die Aufwärmübungen bringen Sie vor dem Sport in Schwung.

Therapeutisches Stretching (13–38)

Dehnungen sind die reinste Wohltat für schmerzende Körperteile. Hier werden die typischen Problemzonen behandelt.

Stretching für den Sport (39–47)

Stretching bereitet die Muskeln auf die Belastung vor. Nach der sportlichen Betätigung sorgt es dafür, dass sich das Gewebe entspannt und Nebenprodukte, die Muskelkater verursachen, aus dem Blutkreislauf geschwemmt werden.

Stretching für jeden Tag (48–52)

Wenn man bedenkt, was wir unserem Körper alles abverlangen, funktioniert er erstaunlich gut. Leider vergessen wir nur zu gern, wie belastend Computerarbeit, Autofahren oder lange Telefonate für ihn sein können. Im Folgenden finden Sie einige hilfreiche Übungen für den Alltag.

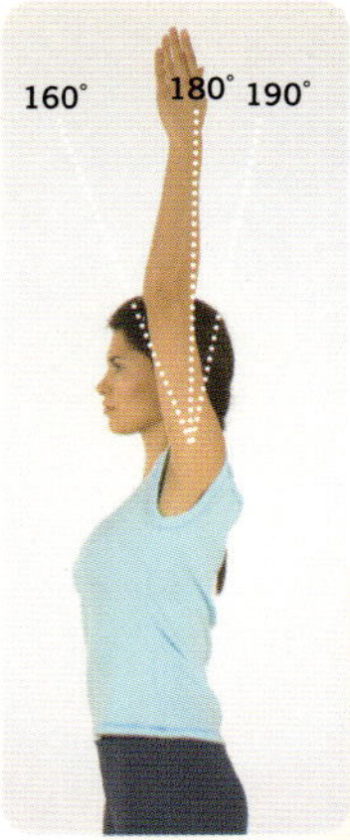

Arm- und Schulterbeweglichkeit

Einen Arm neben dem Kopf hochstrecken, die Handfläche zeigt nach innen. Das Becken aufrichten und die Bauchmuskeln anspannen. Weniger als 160° schlecht; 160–180° gut; 180–190° sehr gut

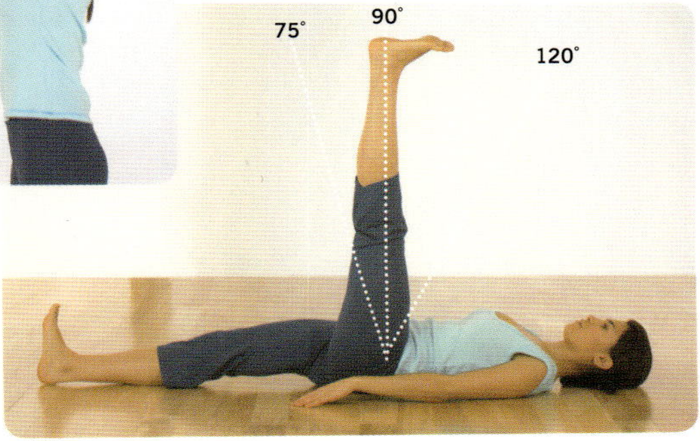

Schenkelbeuger-Beweglichkeit

Auf den Rücken legen, die Beine sind gestreckt, die Arme liegen neben dem Körper. Die Wade eines Beins in den Boden pressen. Das andere Bein zur Decke strecken. Weniger als 75° schlecht; 75–90° gut; 90–120° sehr gut

WAS IST STRETCHING?

Stretching kann Ihr Leben verändern: Die einfachen und unmittelbar wohltuenden körperlichen Entspannungsübungen in dieser Box sorgen dafür, dass Sie morgens mit Schwung in den Tag starten und abends besser einschlafen. Sie bringen mehr Spaß beim Sport und helfen gegen einen steifen Nacken nach einem langen Telefonat. Für Ihr Wohlbefinden brauchen Sie Stretching so nötig wie die Luft zum Atmen.

Stretching bringt die Muskeln ins Gleichgewicht

Mit Stretching bringen Sie Ihren Körper wieder in sein ursprüngliches Muskelgleichgewicht zurück. Unsere Muskeln sind unterschiedlich geformt und verschieden groß. Selbst eine einfache Verrichtung kann knapp 20 Muskeln beanspruchen. Wenn einige dieser Muskeln falsch beansprucht werden, spüren Sie das – oft an ganz unerwarteten Stellen. Zuweilen spürt man Schmerzen in der Schulter, die von einem verspannten Brustkorb herrühren. Oder der untere Rücken schmerzt, wofür verspannte Muskeln auf der Oberschenkelrückseite sowie eine verspannte Brustkorbmuskulatur verantwortlich sind.

Für regelmäßiges Stretching brauchen Sie kein spezielles Zubehör. Sie können es überall und jederzeit genießen. Das Schöne an Stretching ist, dass Anfänger davon genauso profitieren wie Fortgeschrittene.

Was passiert beim Dehnen?

Kräftige Muskeln, Sehnen, Knochen und Bänder sind unverzichtbar, wenn man gesund und vital bleiben

WIE BEWEGLICH SIND SIE?

Absolvieren Sie die folgenden Testübungen, um herauszufinden, an welchen Stellen Sie nicht so beweglich sind. Dann wissen Sie, welche Regionen Ihres Körpers am meisten von Stretching profitieren. Testen Sie beide Körperseiten!

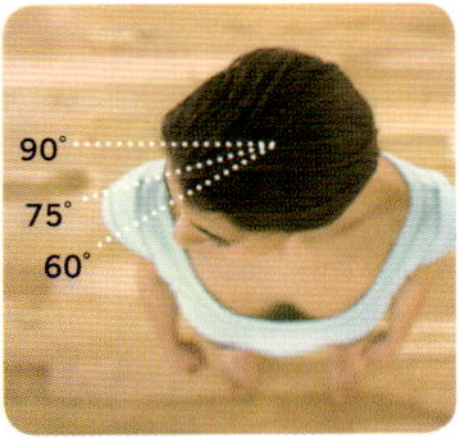

Nackenbeweglichkeit

Aufrecht hinstellen, die Arme hängen locker herab. Den Kopf möglichst weit über die rechte Schulter drehen, dabei geradeaus schauen. Weniger als 60° schlecht; 60–75° gut; 75–90° sehr gut

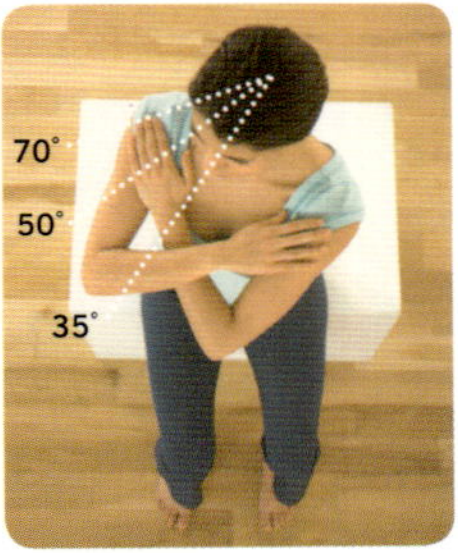

Rumpfbeweglichkeit

Hinsetzen. Die Hände auf die jeweils gegenüberliegende Schulter legen und die Ellbogen auf Brusthöhe heben. Rumpf und Kopf so weit wie möglich nach rechts drehen, ohne die Beine zu bewegen. Weniger als 35° schlecht; 35–50° gut; 50–70° sehr gut

möchte. Sobald Sie mit dem Stretchen beginnen, spüren Sie, wie die Muskeln an Ihren Knochen ziehen. Die Sehnen verbinden die Muskeln mit den Knochen und der beim gezielten Dehnen ausgeübte Zug lässt sie praller werden. Das beugt Sport- und Alltagsverletzungen vor.

Bänder verbinden die Knochen untereinander und halten das Skelett zusammen. Stretching soll Muskeln und Sehnen verlängern und die Bänder dadurch schützen – Letztere sollen nämlich nicht gedehnt werden. Wer sich konzentriert und korrekt dehnt, bringt die Wirbelsäule in die richtige Position und sorgt für ein harmonisches Gleichgewicht der einzelnen Muskelgruppen untereinander, die sonst durch die Schwerkraft verkürzt würden.

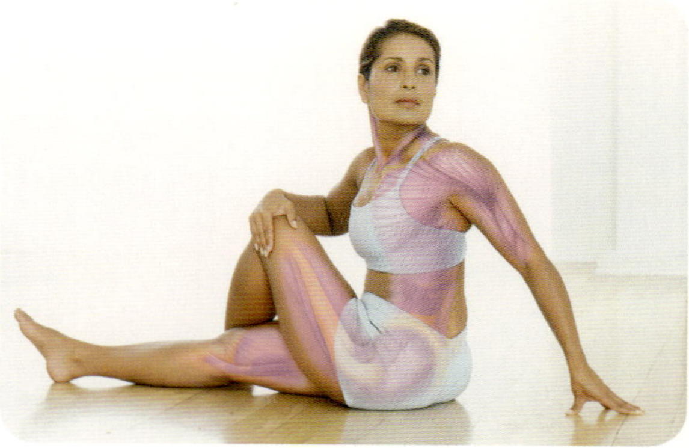

NACH DEM AUFWACHEN 1–3

- Das Kinn leicht senken
- Den Rücken gerade halten

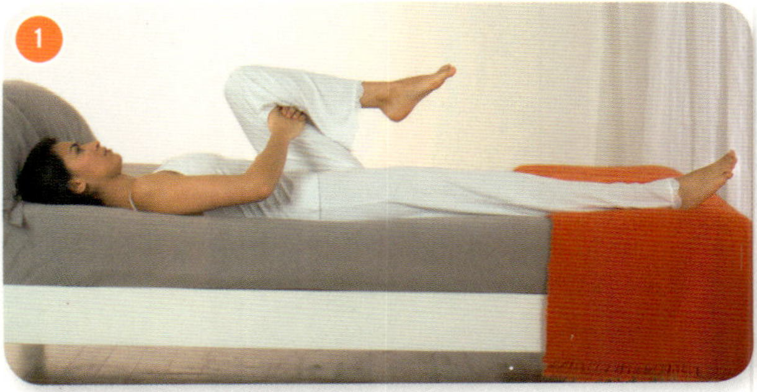

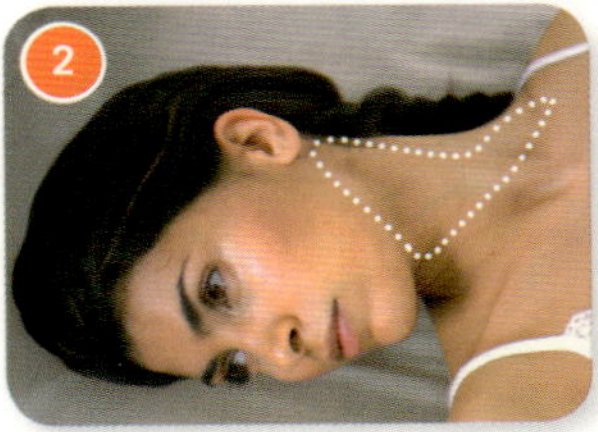

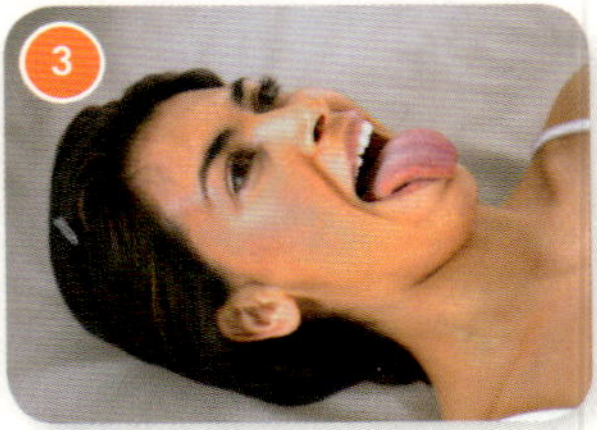

BASIS-STRETCHING

01 NACH DEM AUFWACHEN 1–3

1. **Legen Sie sich auf den Rücken** und strecken Sie die Beine aus. Ausatmen. Den unteren Rücken in die Matratze pressen, dabei ein Knie zur Brust ziehen. Einatmen, dann ausatmen und das Bein noch näher an die Brust ziehen. Die Übung mit dem anderen Bein wiederholen.

2. **Das Kinn leicht senken.** Ausatmen und den Kopf langsam nach rechts drehen. Einatmen, dann ausatmen und den Kopf nach links drehen. Die Übung noch 2-mal zu jeder Seite wiederholen.

3. **Reißen Sie die Augen** so weit wie möglich auf und blinzeln Sie 3-mal. Strecken Sie die Zunge raus, so weit es geht. Sagen Sie »Ahhh«, während Sie langsam ausatmen und bis 4 zählen.

NACH DEM AUFWACHEN 4–5

- Die Schultern bleiben unten
- Das Kinn anheben
- Beide Hände in die Matratze pressen

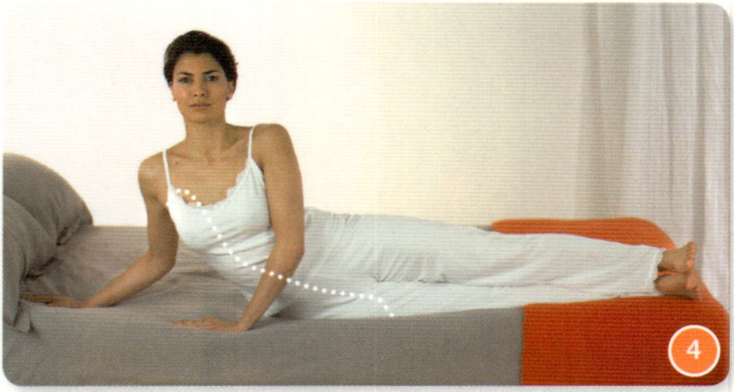

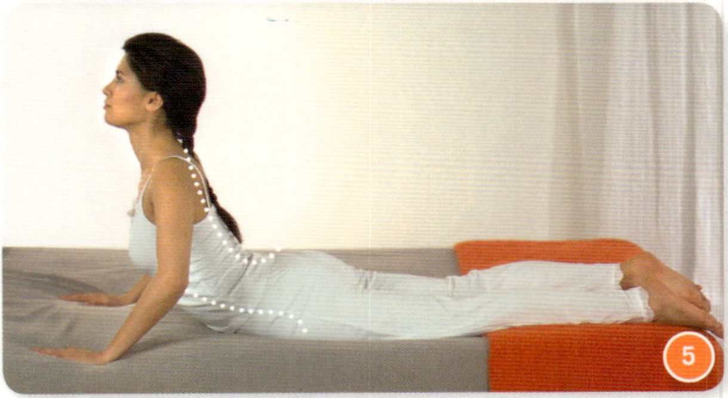

02

BASIS-STRETCHING

NACH DEM AUFWACHEN 4–5

4 **Auf die Seite legen.** Die Rumpfmuskeln anspannen und Kopf und Schultern anheben. Die Hüften aufrichten, um den Rumpf zu stabilisieren. Die Position 3 Atemzyklen lang halten, entspannen und die Übung auf der anderen Seite wiederholen.

5 **Auf den Bauch legen** und die Hände direkt neben den Schultern aufstützen. Ausatmen und die Arme so weit wie möglich strecken, dabei schräg nach oben schauen. Das Becken nach unten drücken und den Bauch heben, um den unteren Rücken zu schützen. Die Position 3 Atemzyklen lang halten, dann entspannen.

NACH DEM AUFWACHEN 6–7

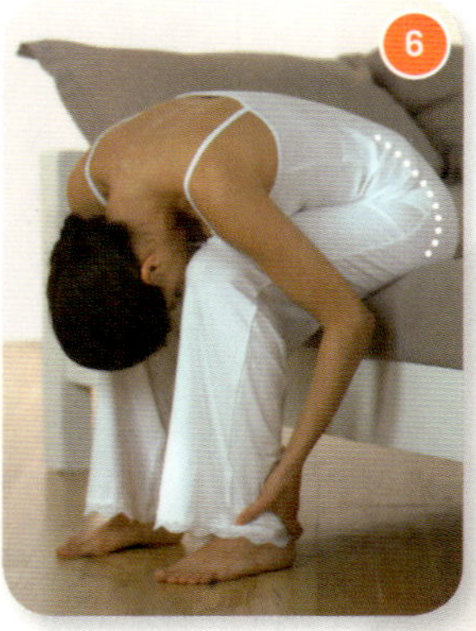

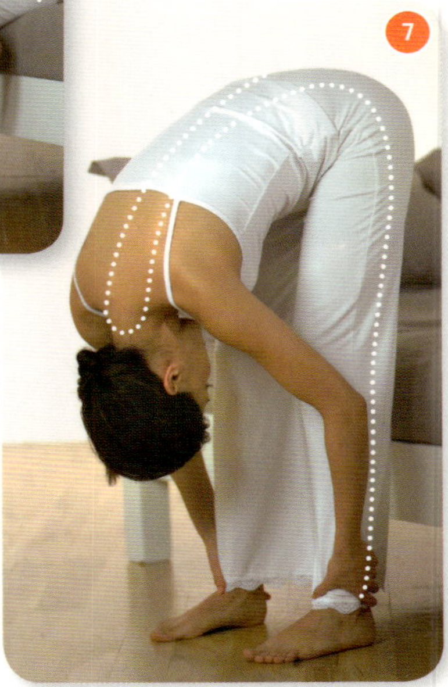

- Bauch anspannen
- Die Knie sind leicht gebeugt

BASIS-STRETCHING

03 NACH DEM AUFWACHEN 6–7

6 **Setzen Sie sich auf die Bettkante,** die Füße sind am Boden. Die Hände verschränken, die Handflächen zeigen nach außen. Ausatmen, die Bauchmuskeln anspannen und die verschränkten Hände über den Kopf strecken. Bewusst ein- und ausatmen und mit den Armen 3-mal in jede Richtung kreisen. Arme wieder senken. Nabel in Richtung Wirbelsäule ziehen, sich vorbeugen und die Knöchel umfassen. Kopf hängen lassen. Die Dehnung im Po, im unteren Rücken, auf den Schenkelrückseiten und an den Schienbeinen spüren. 3 Atemzyklen lang halten.

7 **Aufstehen.** Die Hüften befinden sich genau über den Füßen. Die Bauchmuskeln anspannen und die Leisten anheben. Die Knöchel umfassen, um das Gleichgewicht nicht zu verlieren. Die Knie sind leicht gebeugt. Position 2 Atemzyklen lang halten.

NACH DEM AUFWACHEN 8–9

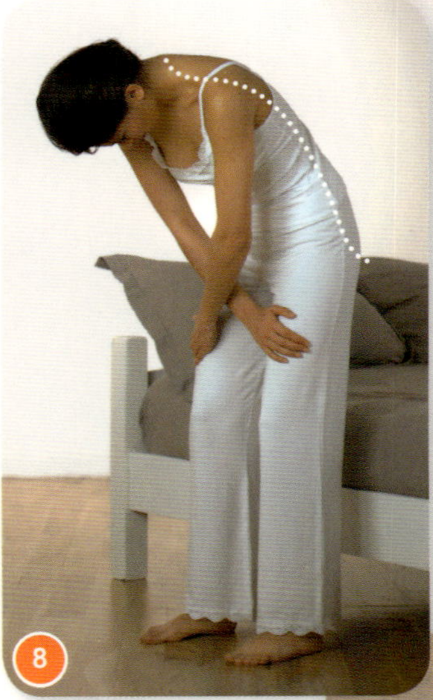

- Die Knie sind leicht gebeugt

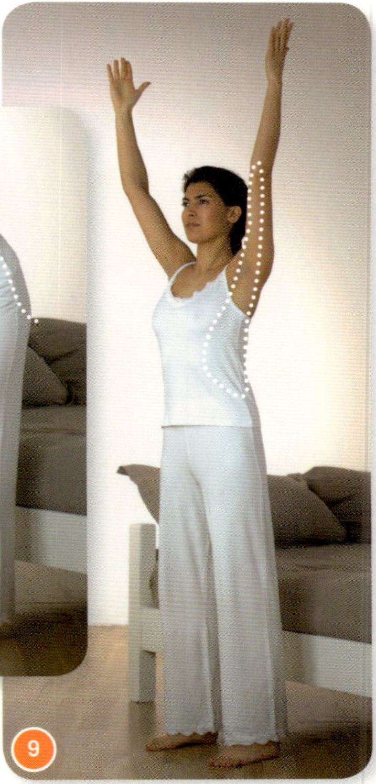

BASIS-STRETCHING

04 NACH DEM AUFWACHEN 8–9

8 **Wirbelsäule langsam aufrollen.** Die Hüften mit Hilfe der Pomuskeln in Richtung Boden drücken, der Kopf wiegt ganz schwer und fungiert als Gegengewicht. Sobald sich Ihre Hände auf Höhe der Oberschenkel befinden, Arme kreuzen und über den Kopf strecken.

9 **Strecken Sie die Hände** über den Kopf und machen Sie die Mittelfinger so lang wie möglich. Atmen Sie tief ein und dann aus. Lassen Sie die Hände langsam sinken. Bleiben Sie dabei jedoch aufrecht stehen. Jetzt können Sie gut vorbereitet in den Tag starten!

ZUR ENTSPANNUNG 1–2

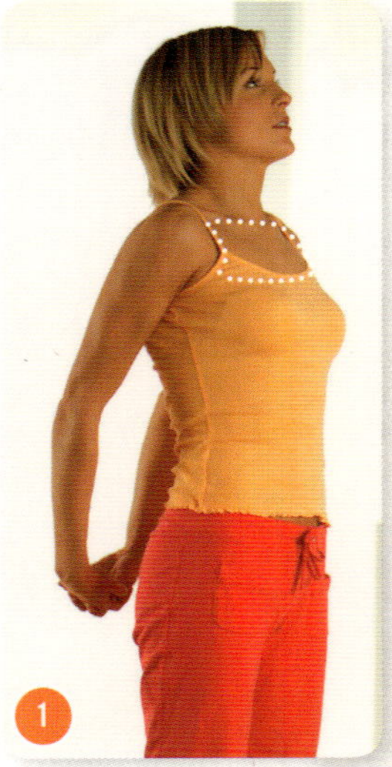

- Die Schultern nach hinten ziehen

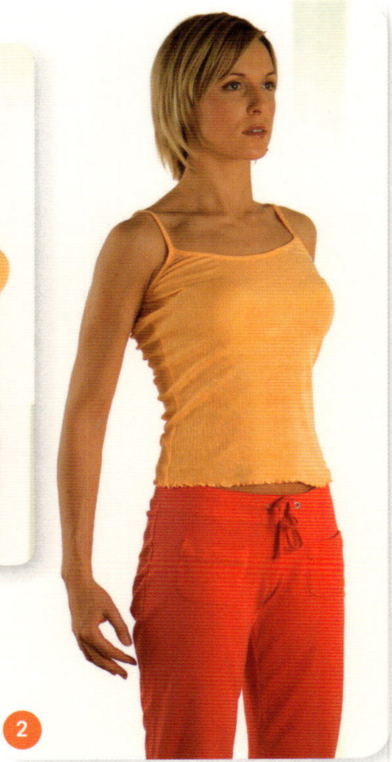

BASIS-STRETCHING

05 ZUR ENTSPANNUNG 1–2

1 **Das Becken aufrichten** und die verschränkten Hände weit hinter dem Körper strecken. Schräg nach oben schauen und die Position 3 Atemzyklen lang halten, dabei Brust und Arme nach vorne dehnen. Entspannen und Arme herabhängen lassen.

2 **Das Becken aufgerichtet lassen,** die Schulterblätter zusammenpressen und die Schultern nach hinten ziehen. Die Position 3 Atemzyklen lang halten, dann entspannen. Stellen Sie sich aufrecht hin und ziehen Sie die Schultern nach unten. Die Dehnung vertiefen, indem Sie sich vorstellen, jemand zöge Ihre kleinen Finger und Daumen zu Boden. Kopf und Wirbelsäule bilden eine Linie. Die Position 3 Atemzyklen lang halten, dann entspannen.

ZUR ENTSPANNUNG 3–4

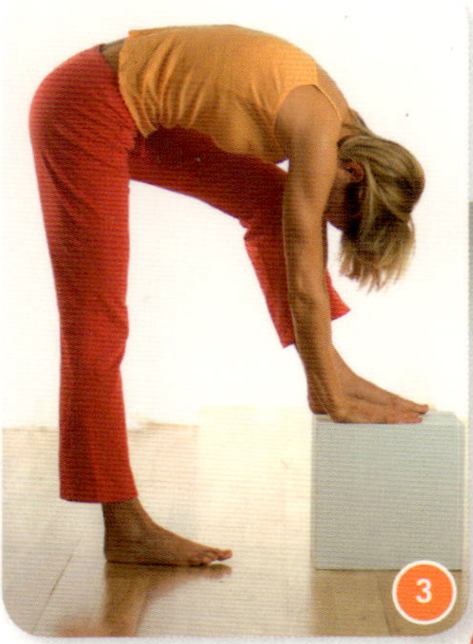

- Das Kinn zur Brust ziehen

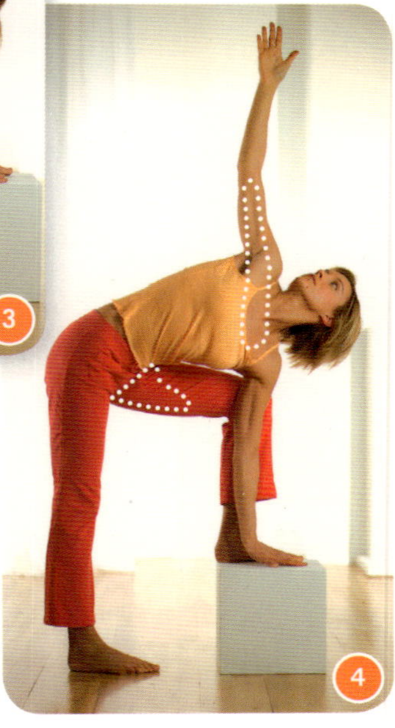

- Die Schultern nach hinten ziehen

BASIS-STRETCHING

06 ZUR ENTSPANNUNG 3–4

3 **Ziehen Sie das Kinn zur Brust.** Die Schultern langsam runden und die Brust wölben. Lassen Sie das Becken aufgerichtet. Spüren Sie die Dehnung im Rücken. Die Position 3 Atemzyklen lang halten. Den linken Fuß auf einen Hocker stellen, das Knie ist gebeugt. Den Nabel in Richtung Wirbelsäule ziehen, sich vorbeugen und die Hände neben den aufgestellten Fuß legen, um das Gleichgewicht zu halten. Den Kopf hängen lassen. Die Position 3 Atemzyklen lang halten, dann entspannen.

4 **Die Dehnung vertiefen,** indem Sie den linken Arm an die Innenseite des linken Beins legen. Den Oberkörper nach rechts drehen und den rechten Arm hochstrecken, während Sie die linke Schulter ans linke Knie pressen. Zur rechten Hand schauen. Die Position 3 Atemzyklen lang halten, dann entspannen. Die Übung mit dem anderen Bein wiederholen.

ZUR ENTSPANNUNG 3–4

- Rechte Hand nach links ziehen

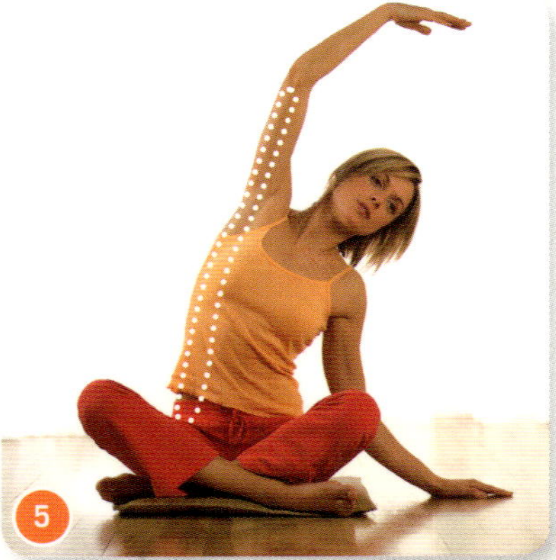

- Die Fingerspitzen berühren den Boden

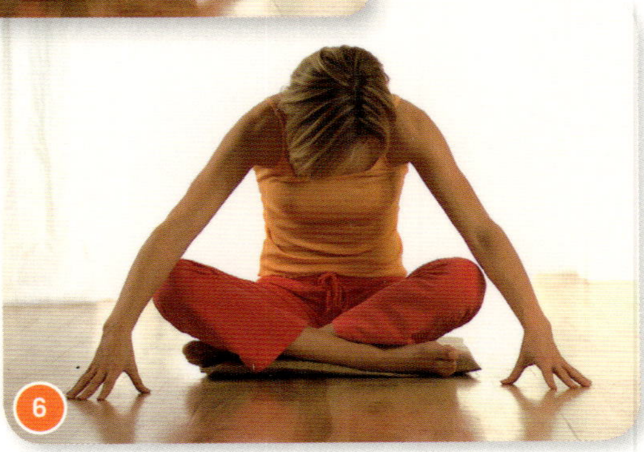

07

BASIS-STRETCHING

ZUR ENTSPANNUNG 5–6

5 **Setzen Sie sich im Schneidersitz** auf den Boden. Wenn Ihnen das unbequem ist, legen Sie sich ein Kissen oder ein gefaltetes Handtuch unter. Aufrecht sitzen und die Finger seitlich aufstellen. Das ist die Ausgangsposition für die folgenden Stretchübungen. Rechte Hüfte in den Boden drücken, den rechten Arm hochstrecken und den Oberkörper nach links beugen. Stellen Sie sich vor, ein Haken in Ihrem Brustkorb würde Sie zur Decke ziehen. Die linke Hand flach auf den Boden legen. Der Rücken ist gerade.

6 **Mit den Armen wieder** in die Ausgangsposition zurückkehren, Kopf und Schultern nach vorn fallen lassen. Den Oberkörper wölben, als würden Sie sich über einen großen Ball beugen. Die Fingerspitzen vor dem Körper aufstellen.

BASIS-STRETCHING

ZUR ENTSPANNUNG 7–9

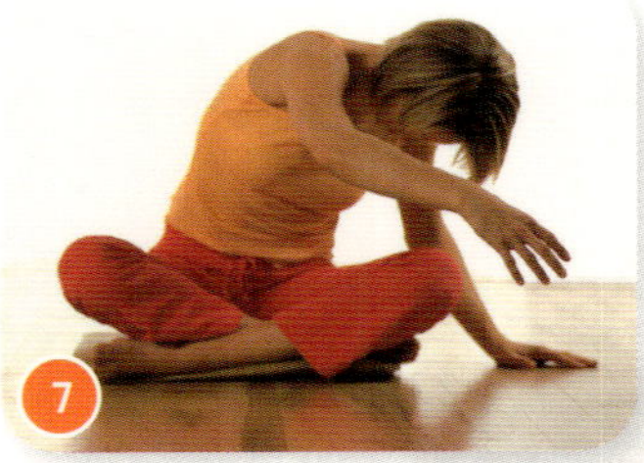

- Auf das linke Knie schauen

- Den Arm anheben
- Die rechte Hüfte in den Boden pressen

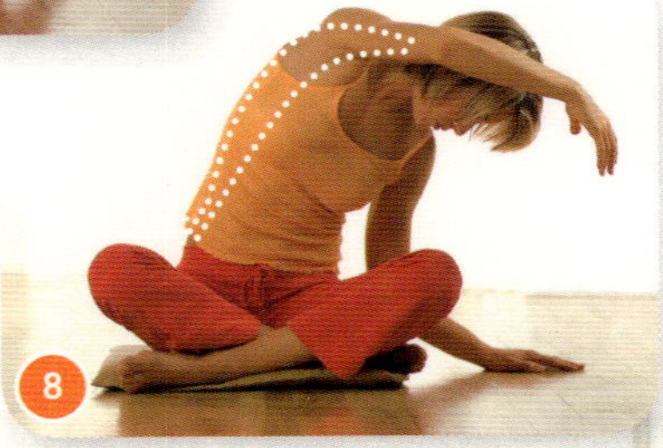

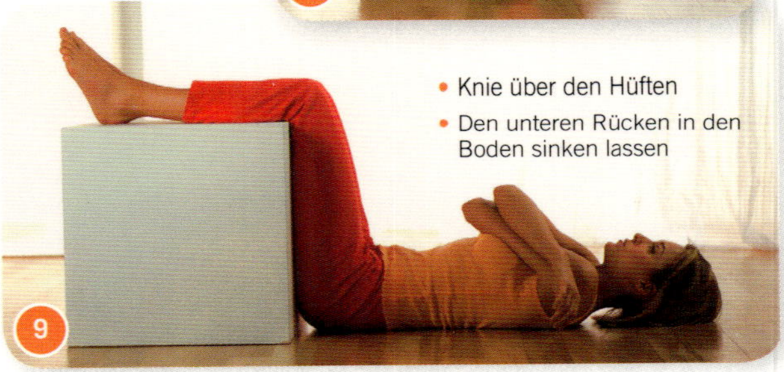

08

BASIS-STRETCHING

ZUR ENTSPANNUNG 7–9

7 **Unten bleiben und den rechten Arm** in einer fließenden Bewegung nach links bringen, während Sie die linke Hand flach in den Boden pressen. Die Bauchmuskeln bleiben angespannt, um den unteren Rücken zu schützen.

8 **Rechten Arm anheben,** rechte Hüfte in den Boden pressen und sich nach links lehnen. Die Brust öffnen und mit dem Arm in einer fließenden Bewegung in die Position von Schritt 7 zurückkehren. Die halbkreisförmige Bewegung umkehren. Zu jeder Seite 3-mal wiederholen.

9 **Zum Schluss legen Sie sich** auf den Rücken und die Waden auf die Sitzfläche eines Stuhls. Die Knie befinden sich genau über den Hüften. Die Arme über der Brust verschränken und mindestens 6-mal langsam und tief ein- und ausatmen. Beim Einatmen stellen Sie sich vor, wie die Entspannung wie Quecksilber in einem Thermometer vom Steißbein bis in Ihren Kopf steigt. Mit jedem Ausatmen mehr entspannen.

ENERGIETANKEN & AUFWÄRMEN 1–2

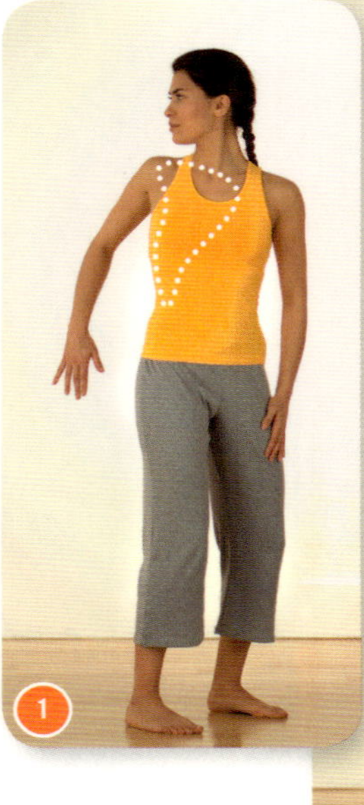

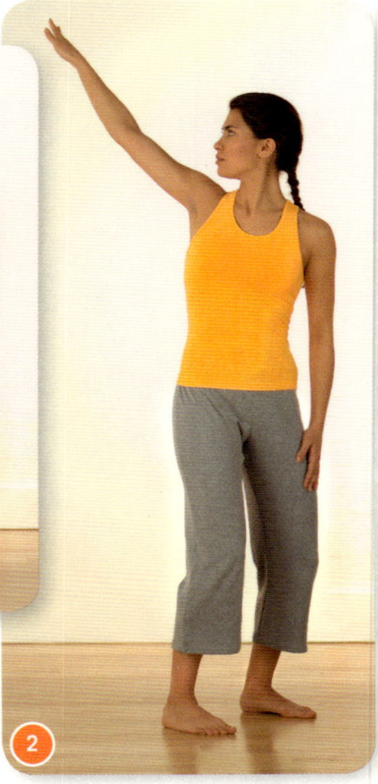

- Die Knie sind leicht gebeugt

BASIS-STRETCHING

09 ENERGIETANKEN & AUFWÄRMEN 1–2

1 **Stellen Sie sich hin,** die Füße etwas mehr als hüftbreit auseinander. Die Arme hängen seitlich locker herab. Den Nabel in Richtung Wirbelsäule ziehen, die Hüfte bleibt gerade. Die rechte Schulter erst nach vorn, dann nach oben, hinten und unten rollen. Dasselbe mit der linken Schulter im Wechsel je 10-mal wiederholen. Kinn und Brust bei der Bewegung mitnehmen.

2 **Die Bauchmuskeln anspannen** und den rechten Arm im Halbkreis nach vorn, nach oben und dann wieder nach hinten führen, als wollten Sie Rückenschwimmen. Kinn und Brust folgen der Rückwärtsbewegung der Hand. Diesen »Rückenschwimmzug« mit beiden Armen im Wechsel 10-mal wiederholen.

ENERGIETANKEN & AUFWÄRMEN 3–4

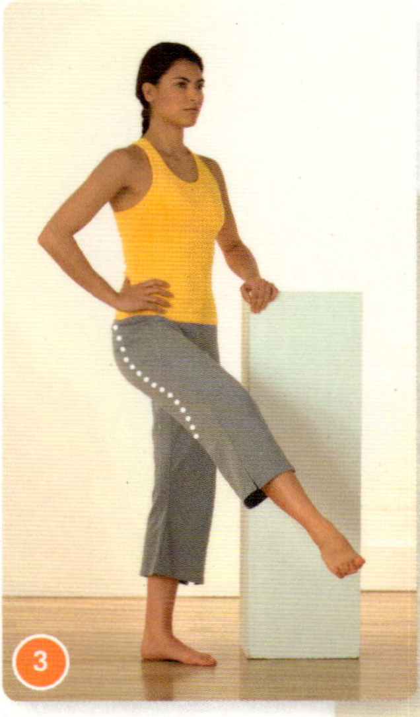

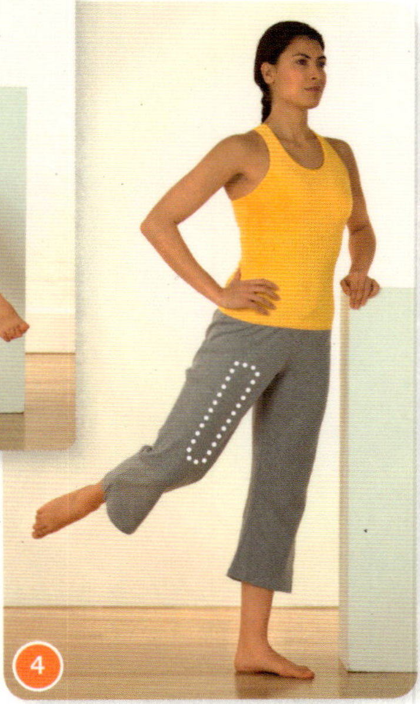

- Rücken gerade halten
- Nach vorn blicken

(10)

BASIS-STRETCHING

ENERGIETANKEN & AUFWÄRMEN 3–4

(3) **Beide Hände in die Hüften** stemmen oder sich mit einer irgendwo festhalten, um das Gleichgewicht nicht zu verlieren. Mit geradem Rücken ein Bein nach vorn schwingen.

(4) **Das Bein nun nach hinten schwingen.** Das Gewicht des Beines und des Fußes spüren und die Zehen leicht auswärts drehen. Das Beinschwingen 10-mal wiederholen und die Übung dann mit dem anderen Bein absolvieren. Einen Fuß heben und ihn 6-mal im und gegen den Uhrzeigersinn kreisen lassen. Die Übung mit dem anderen Fuß wiederholen.

ENERGIETANKEN & AUFWÄRMEN 5–7

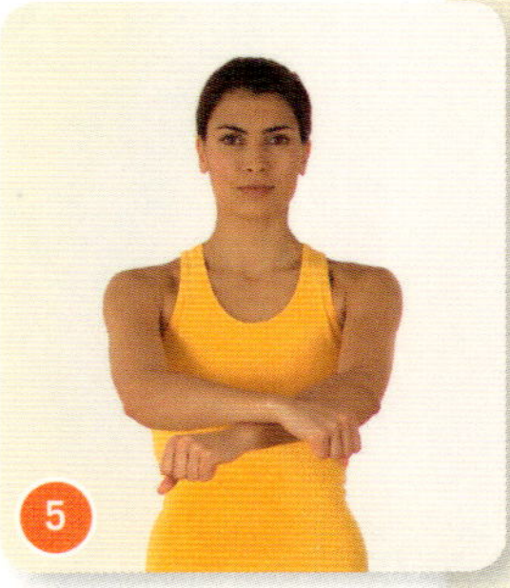

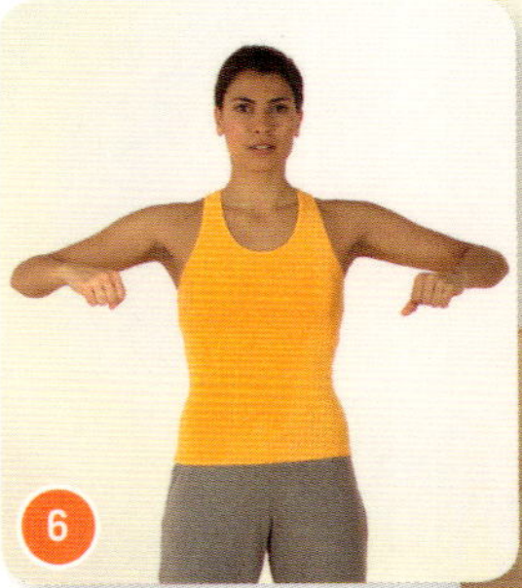

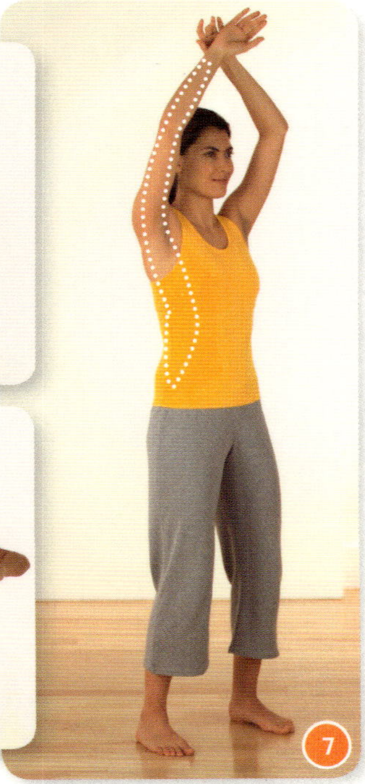

- Die Knie sind leicht gebeugt
- Das Becken bleibt aufgerichtet

11

BASIS-STRETCHING

ENERGIETANKEN & AUFWÄRMEN 5–7

5 **Stellen Sie sich hin,** die Füße sind schulterbreit auseinander, die Hüften gerade. Die Arme beugen und die Hände zu losen Fäusten ballen. Die Arme auf Schulterhöhe heben und vor der Brust verschränken.

6 **Die Ellbogen zur Seite** und nach hinten drücken, um die Brust zu öffnen. Der Rumpf bleibt gerade, die Arme sind nach wie vor angewinkelt. Arme wieder vor der Brust verschränken. Die Ellbogen sanft nach hinten schwingen lassen, indem Sie die Arme ausbreiten und die Hände nach hinten bringen. Kehren Sie dann in die Ausgangsposition zurück. Absolvieren Sie die Schritte 5–6 abwechselnd 6-mal.

7 **Das Becken bleibt aufgerichtet.** Den Nabel in Richtung Wirbelsäule ziehen. Die Arme mit lockeren Ellbogen nach oben schwingen und die Handgelenke über dem Kopf kreuzen. Die Arme nach unten und hinten schwingen lassen. 6-mal wiederholen.

ENERGIETANKEN & AUFWÄRMEN 8–10

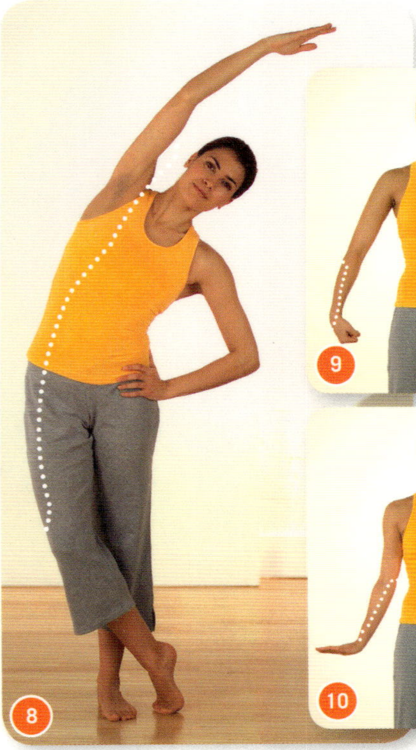

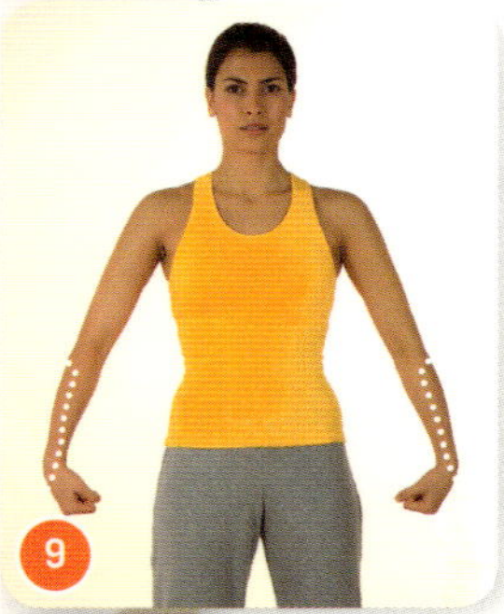

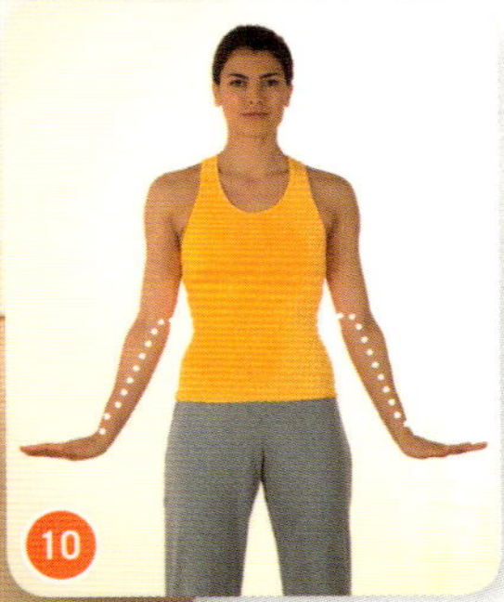

12

BASIS-STRETCHING

ENERGIETANKEN & AUFWÄRMEN 8–10

8 **Die linke Hand in die Hüfte** stemmen und den rechten Fuß links neben dem linken aufsetzen. Das Becken aufrichten, um sich auf die Dehnung auf der Vorderseite des Iliotibialbandes zu konzentrieren. Den rechten Arm hochstrecken und den Rumpf nach links beugen. Position 4 Atemzyklen lang halten und die Übung zur anderen Seite wiederholen.

9 **Gerade hinstellen,** die Brust ist gehoben, die Arme hängen seitlich herab. Finger und Handgelenke anziehen, als wollten Sie Ihre Unterarme berühren. Die Dehnung auf den Außenseiten der Unterarme spüren. Bis 3 zählen, dann entspannen.

10 **Finger und Handgelenke anziehen,** bis Sie die Dehnung auf den Innenseiten der Unterarme spüren. Bis 3 zählen, dann entspannen. Schritt 9 und 10 abwechselnd je 6-mal wiederholen.

NACKEN & SCHULTERN
HANDTUCHSCHAUKEL

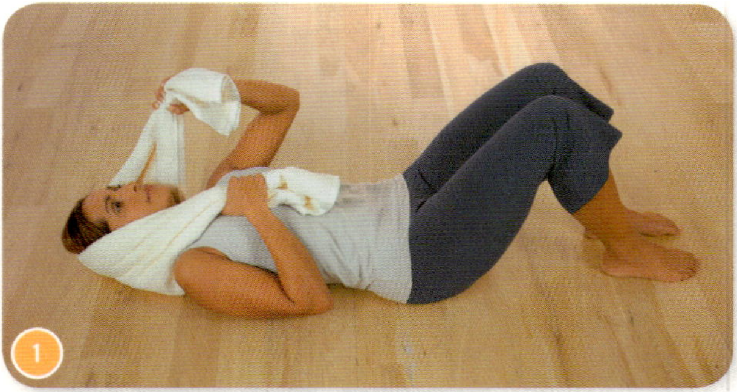

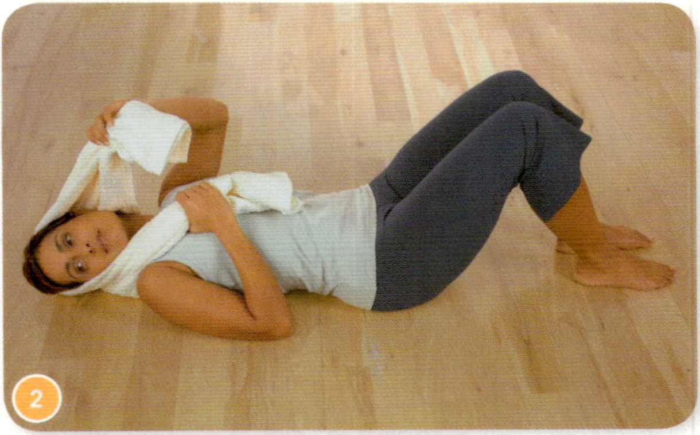

- Den unteren Rücken in den Boden drücken

13

THERAPEUTISCHES STRETCHING

NACKEN & SCHULTERN
HANDTUCHSCHAUKEL

Schaukeln Sie zunächst von der schmerzhaften Seite weg. Versuchen Sie, den Hals in beide Richtungen zu drehen, um Ihre ursprüngliche Beweglichkeit wiederzuerlangen.

1. **Ein Handtuch der Länge nach** auf ein Drittel zusammenfalten. Auf den Rücken legen, das Handtuch unter dem Kopf, und Füße aufstellen. Ein Ende des Handtuchs auf Brusthöhe, das andere neben dem Gesicht festhalten.

2. **Das Handtuch mit der rechten Hand** halten und den Kopf sanft nach rechts schaukeln lassen, indem Sie mit der linken Hand am Handtuch ziehen. 10 kleine, sanfte Schaukelbewegungen absolvieren und die Übung möglichst auch auf der anderen Seite wiederholen.

NACKEN & SCHULTERN
VERSCHRÄNKTE ARME

- Die Knie sind leicht gebeugt
- Die Schulter bleibt unten

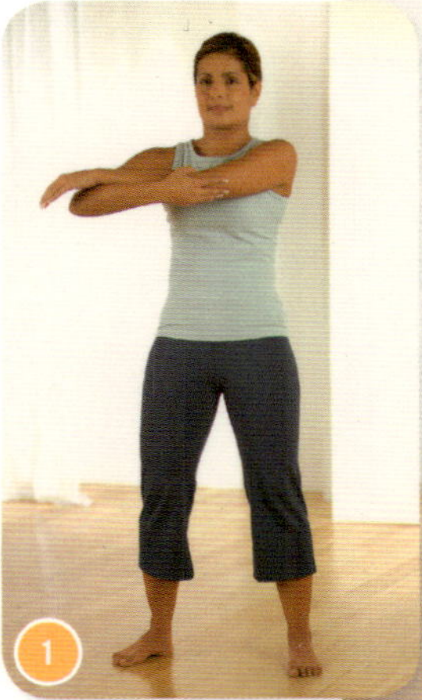

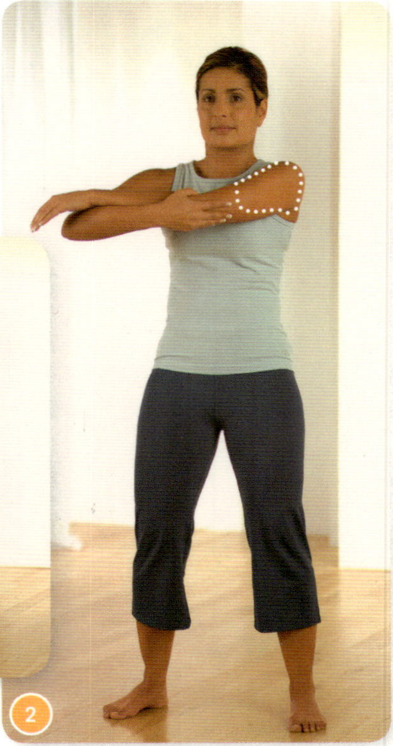

THERAPEUTISCHES STRETCHING

14

NACKEN & SCHULTERN
VERSCHRÄNKTE ARME

Sie sollten die Schultern nicht hochziehen, wenn Sie die Arme heben. Die Ellbogen bleiben auf Brusthöhe.

1 **Stellen Sie sich hin,** die Füße sind schulterbreit auseinander. Nabel in Richtung Wirbelsäule ziehen und die Pomuskeln anspannen. Den linken Ellbogen von unten mit der rechten Hand umfassen.

2 **Den linken Ellbogen** mit der rechten Hand sanft nach rechts ziehen. Die Dehnung in Oberarm, an der Rückseite der linken Schulter und im Schulterblatt spüren. Die Position 3 Atemzyklen lang halten und die Übung auf der anderen Seite wiederholen.

NACKEN & SCHULTERN
SCHULTERGRIFF

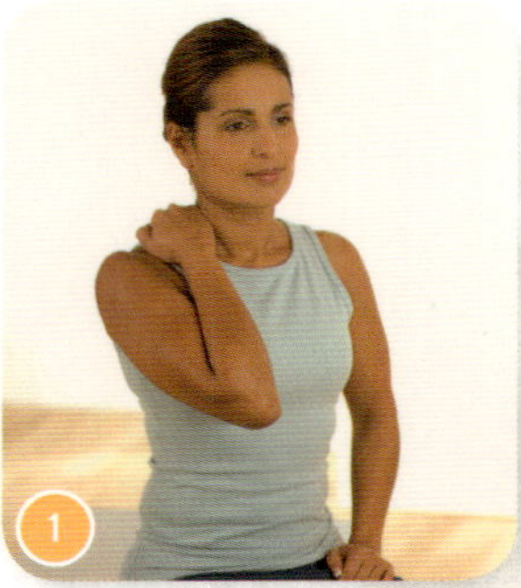

- Der Rücken ist gerade, die Schultern sind unten

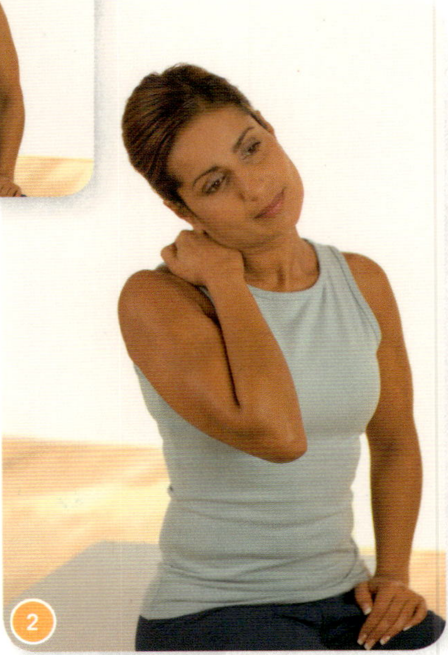

15

THERAPEUTISCHES STRETCHING

NACKEN & SCHULTERN

SCHULTERGRIFF

Absolvieren Sie diese Übung immer in Richtung der schmerzenden Seite.

1 **Die rechte Hand über dem rechten** Kapuzenmuskel wölben. Mit dem Handballen und den Fingerspitzen sanften Druck ausüben, während Sie den Muskel nach oben ziehen.

2 **Den Kopf sanft nach rechts neigen** und nach Möglichkeit auf die Hand stützen. Den Kopf entspannen und darauf achten, dass der Hals nicht gezerrt wird. Die Position 6 Atemzyklen lang halten. Die rechte Schulter sanft kneten, um sie zusätzlich zu lockern.

NACKEN & SCHULTERN
PENDELN

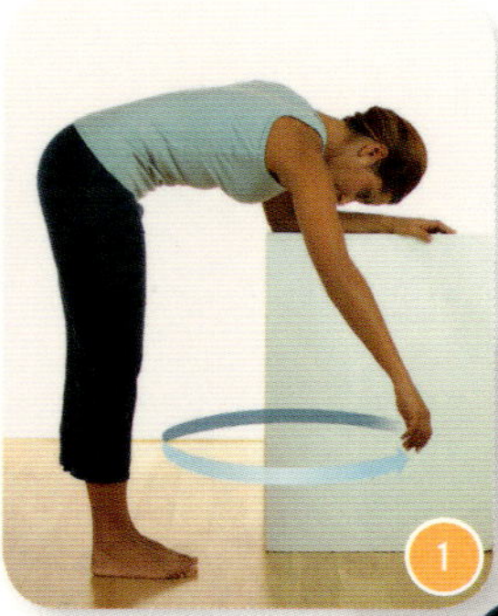

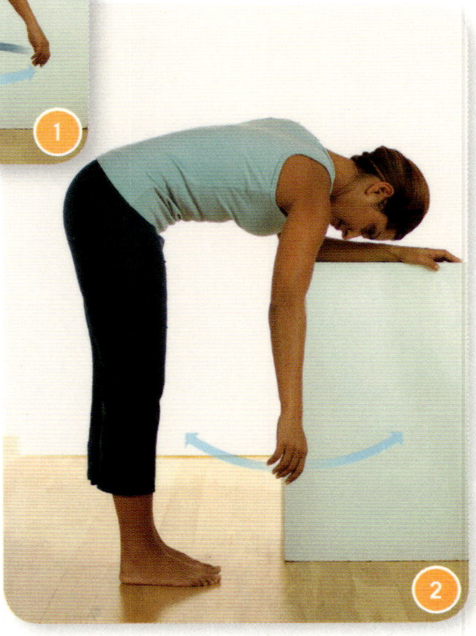

- Füße und Schultern ausrichten
- Rücken gerade halten

16

THERAPEUTISCHES STRETCHING

NACKEN & SCHULTERN
PENDELN

Nehmen Sie für die folgende Schulterdehnung eine Tischplatte zu Hilfe.

1 **Vorbeugen und mit geradem Rücken** auf der Tischplatte abstützen. Rechten Arm herabbaumeln, dann 10-mal in beide Richtungen kreisen lassen. Übung mit dem anderen Arm machen.

2 **Rechten Arm entspannen** und wieder locker herabbaumeln lassen. 10-mal sanft vor und zurück schwingen. Dann die Übung mit dem anderen Arm absolvieren.

ARME & HÄNDE

BALLONÜBUNG

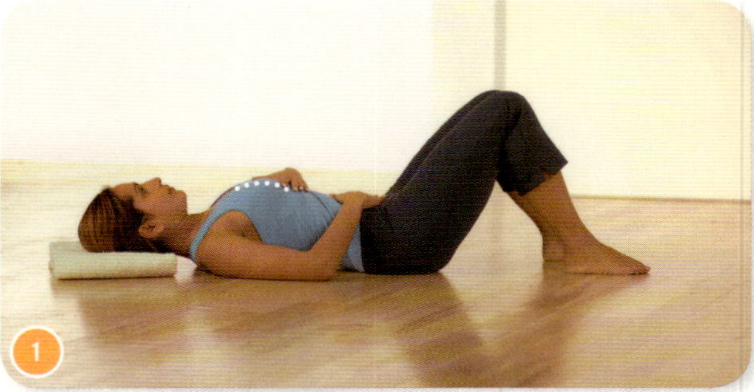

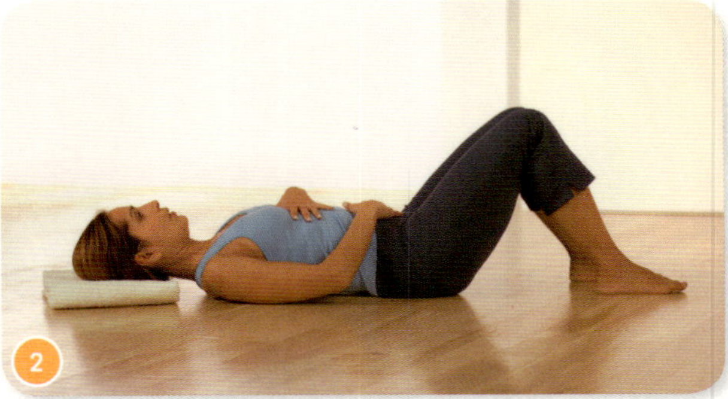

- Den unteren Rücken in den Boden drücken
- Die Beine bleiben entspannt

17

THERAPEUTISCHES STRETCHING

ARME & HÄNDE

BALLONÜBUNG

Dieser Stretch dehnt Brust und Brustkorb von innen nach außen. Den Rücken dabei fest in den Boden drücken.

1. **Legen sie sich auf den Rücken,** die Füße sind aufgestellt. Eine Hand mit dem Daumen zwischen den Brüsten auf den unteren Brustkorb legen und die andere mit dem Daumen zum Nabel auf den Bauch. Durch die Nase einatmen, die Brust dehnen und gleichzeitig die Bauchmuskeln anspannen.

2. **Durch den Mund ausatmen** und die Luft aus Brust und Brustkorb herauspressen, während Sie den Bauch dehnen. Gleichmäßig durch die Nase ein- und den Mund ausatmen. Die Übung 10-mal wiederholen und auf 20 Wiederholungen steigern. Dabei auf keinen Fall mit der Wirbelsäule nachgeben!

ARME & HÄNDE
»REGENBOGEN«

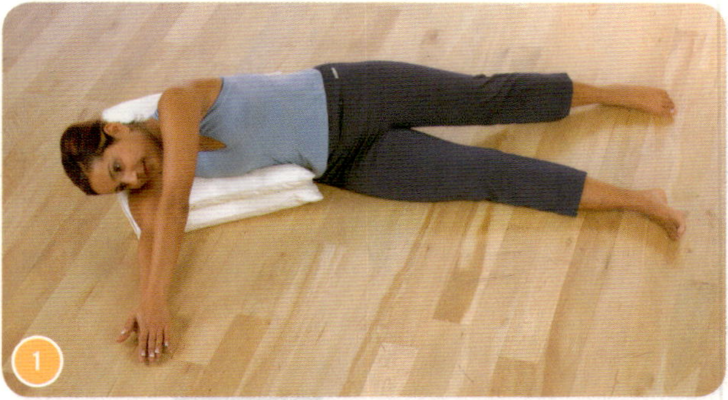

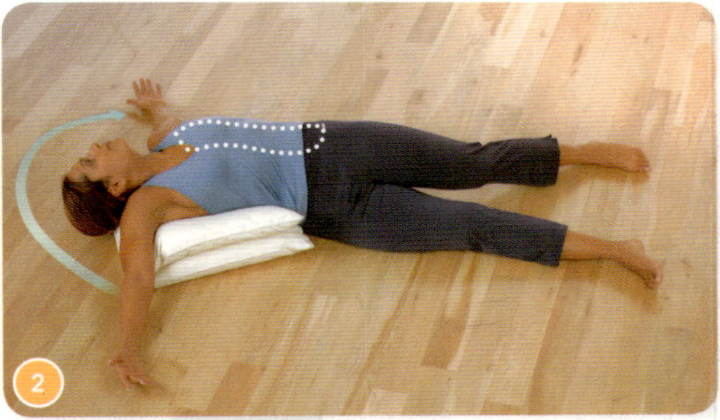

- Die Hüfte nach vorn drücken

18

THERAPEUTISCHES STRETCHING

ARME & HÄNDE »REGENBOGEN«

Diese Übung öffnet die Muskeln in den Achseln sowie seitlich der Rippen. Wer sie dehnt, kann dem RSI-Syndrom vorbeugen.

1 **Legen Sie sich auf die rechte Seite** und schieben Sie ein oder zwei Kissen unter den Oberkörper. Die Beine grätschen, sodass das obere (linke) nach hinten zeigt. Die Arme nach vorn strecken, die Handflächen berühren sich.

2 **Einatmen und mit der oberen (linken)** Hand einen Bogen beschreiben. Die obere Hüfte mit Hilfe von Rücken und linkem Fuß vorn halten und mit dem Arm langsam einen Bogen über dem Kopf beschreiben. Ausatmen und die Bewegung umkehren, bis beide Arme wieder zusammenfinden. 4–6 solcher »Regenbögen« ausführen und die Übung dann auf der anderen Seite wiederholen.

UNTERER RÜCKEN

RÜCKENENTSPANNUNG IM LIEGEN

Kobra im Liegen

- Den Rücken bis in die Zehen strecken
- Die Schenkel in den Boden drücken

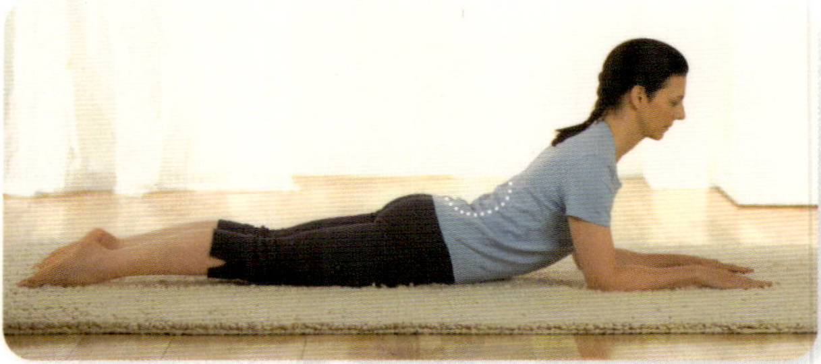

Beinheben im Liegen

- Die Schienbeine bleiben parallel
- Die Hand vor dem Körper abstützen, um das Gleichgewicht zu halten

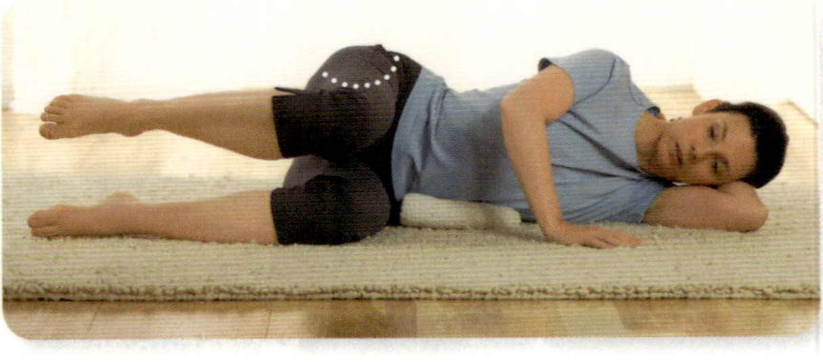

23

THERAPEUTISCHES STRETCHING

UNTERER RÜCKEN
RÜCKENENTSPANNUNG IM LIEGEN

Kobra im Liegen

Legen Sie sich auf den Bauch. Die Handflächen ruhen vor dem Körper auf dem Boden, die Ellbogen befinden sich genau unter den Schultern. Die Schenkel in den Boden pressen, ausatmen, den Bauch anspannen und sich auf die Unterarme stützen. Die Brust heben und spüren, wie der untere Rücken und Bauch gedehnt werden. Die Position 2 Atemzyklen lang halten. Ausatmen und die Brust wieder absenken.

Beinheben im Liegen

Legen Sie sich auf die Seite und schieben Sie ein gefaltetes Handtuch oder Kissen unter die Taille. Der Kopf ruht auf dem Arm. Die Beine sind gebeugt, die Oberschenkel bilden einen rechten Winkel zum Oberkörper. Ausatmen und das obere Bein parallel zum unteren heben. Position einen Atemzyklus lang halten, ausatmen und das Bein wieder senken. Die Übung 5-mal wiederholen und anschließend mit dem anderen Bein absolvieren.

LAUFEN

AUSFALLSCHRITT FÜR LÄUFER

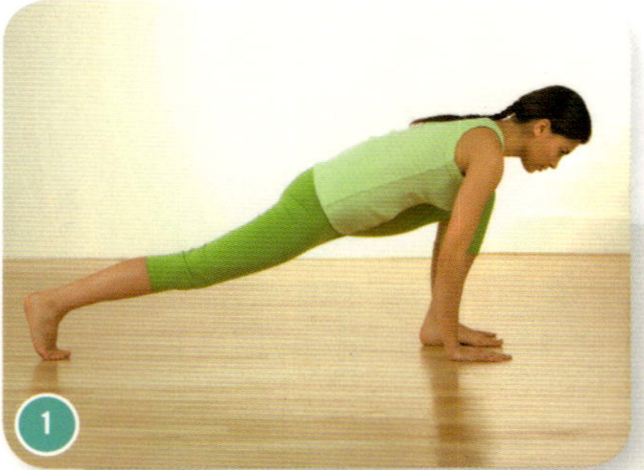

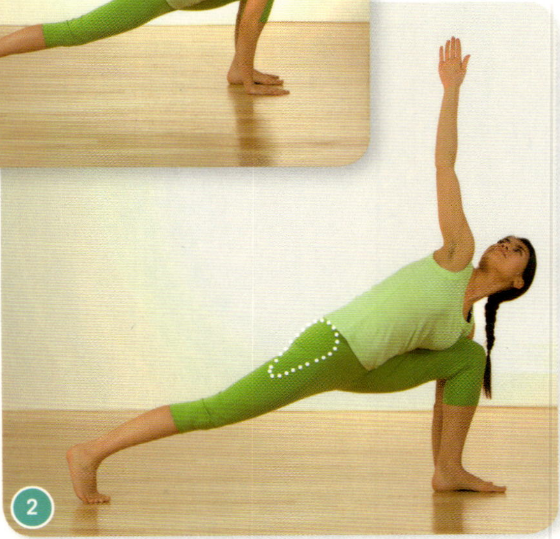

- Auf die hochgestreckte Hand schauen
- Das Knie darf nicht über die Zehen hinausragen

43

STRETCHING FÜR DEN SPORT

LAUFEN

AUSFALLSCHRITT FÜR LÄUFER

Jogger leiden oft an Entzündungen der Beine und Oberschenkel. Folgende Dehnübung sorgt für schmerzfreies Laufvergnügen. Achten Sie darauf, dass die Hüftknochen stets nach vorn zeigen. Verdrehen Sie beim Beugen des Beins auf keinen Fall die rechte Hüfte!

1. **Machen Sie mit dem linken Fuß** einen Ausfallschritt nach vorn und beugen Sie das Knie. Hände auf den Boden stützen. Das hintere Bein ist gestreckt.

2. **Den rechten Arm nach oben strecken,** den Kopf mitdrehen und auf die Hand schauen. Die Position 3–4 Atemzyklen lang halten. Die gestreckte Hand ganz lang machen, die hintere Ferse Richtung Boden ziehen und den Kopf nach vorn strecken. Die Übung auf der anderen Seite wiederholen.

OBERSCHENKEL
QUADRIZEPS-STRETCH

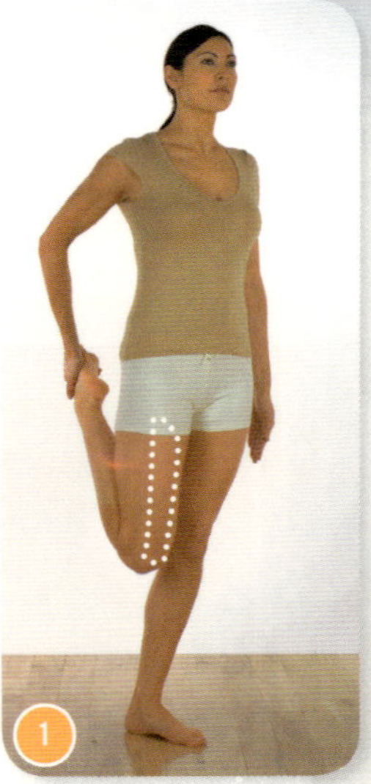

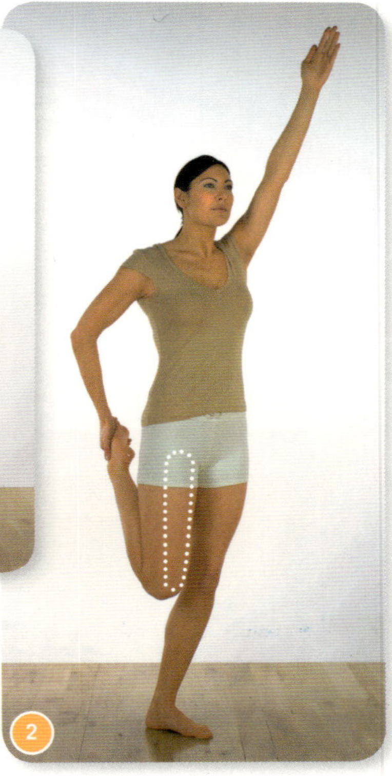

- Das Knie ist leicht gebeugt
- Die Schultern bleiben unten
- Die Knie bleiben eng zusammen

35

THERAPEUTISCHES STRETCHING

OBERSCHENKEL
QUADRIZEPS-STRETCH

Das Knie des angewinkelten Beines bildet stets eine Linie mit dem Becken und darf nicht zur Seite ausweichen. Beim Stretchen nicht zu fest am Fuß ziehen – das Knie soll nicht schmerzen. Wer Gleichgewichtsprobleme hat, kann sich mit der freien Hand an einer Wand oder einem Stuhl abstützen.

1. **Stellen Sie sich hin,** winkeln Sie das rechte Bein an und ziehen Sie mit der rechten Hand die Ferse zum Po.

2. **Becken und Knie bilden eine Linie.** Den linken Arm hochstrecken und die Position 3 Atemzyklen lang halten, die Übung anschließend mit dem anderen Bein wiederholen.

OBERSCHENKEL

SCHENKELBEUGER-STRETCH

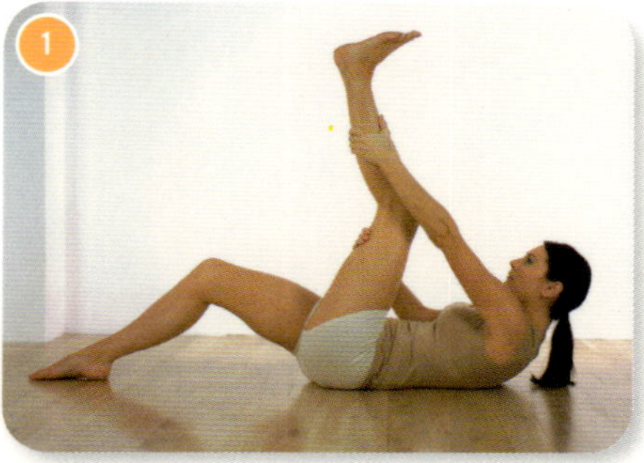

- Die Wade in den Boden pressen

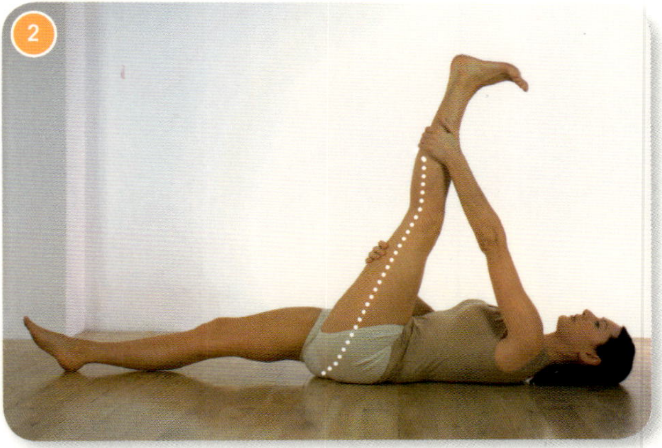

(36) THERAPEUTISCHES STRETCHING

OBERSCHENKEL

SCHENKELBEUGER-STRETCH

Schritt 1 sorgt bereits für eine einfache, effektive Dehnung des Schenkelbeugers, die durch Schritt 2 weiter intensiviert wird. Die Bauchmuskeln anspannen, um den Rücken zu schützen.

1. **Auf den Rücken legen** und linkes Bein sanft an den Körper ziehen, das rechte Bein ist aufgestellt. Das Kinn Richtung Brust drücken, die Bauchmuskeln anspannen und einziehen. Wenn Sie nur Schritt 1 absolvieren, die Position 4 Atemzyklen lang halten, entspannen und die Übung mit dem anderen Bein wiederholen.

2. **Rechtes Bein ausstrecken** und Wade in den Boden pressen, während Sie den linken Schenkel zu sich heranziehen. Den Kopf zum Boden bringen. Position 4 Atemzyklen lang halten. Übung mit dem anderen Bein wiederholen.

HÜFTEN
STRETCH IM LIEGEN

Hüftstretch im Liegen

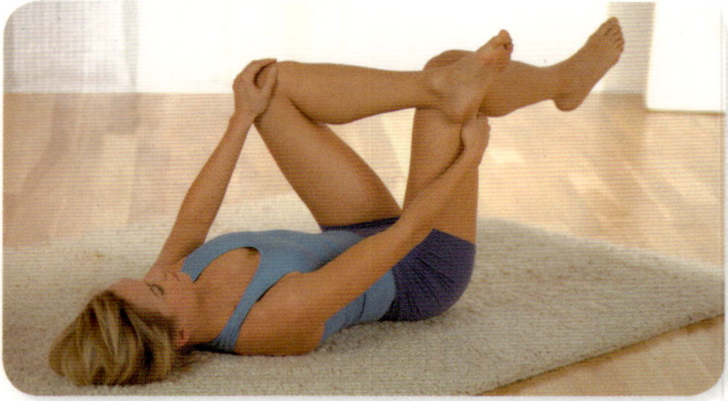

Frosch in Rückenlage

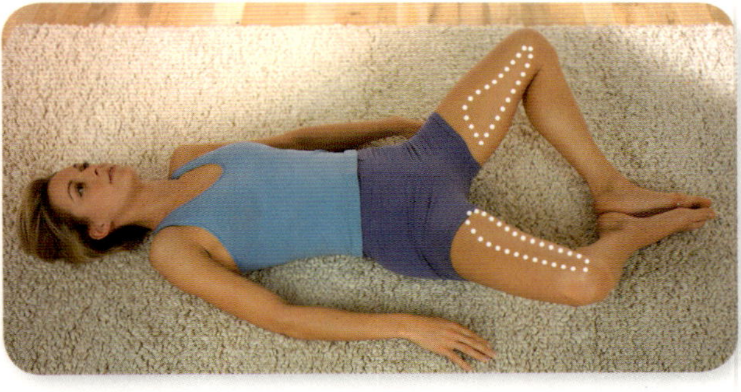

HÜFTEN
STRETCH IM LIEGEN

Hüftstretch im Liegen
Legen Sie sich bequem auf den Rücken. Den unteren Rücken in den Boden pressen und erst den einen, dann den anderen Schenkel an die Brust ziehen. Den linken Knöchel auf das rechte Knie legen. Den rechten Schenkel zum Körper ziehen und das linke Knie vom Rumpf wegdrücken. Die Dehnung in der linken Pobacke sowie auf der linken Schenkelrückseite spüren. Die Position 5 Atemzyklen lang halten. Übung auf der anderen Seite wiederholen.

Frosch in Rückenlage
Legen Sie sich auf den Rücken und pressen Sie den unteren Rücken in den Boden. Die Fußsohlen zusammenbringen und die Knie zu beiden Seiten fallen lassen. Wenn Sie ins Hohlkreuz geraten, ein Kissen unter das Becken schieben. Die Position 8 Atemzyklen lang halten.

TAILLE
RUMPFDREHUNG IM LIEGEN

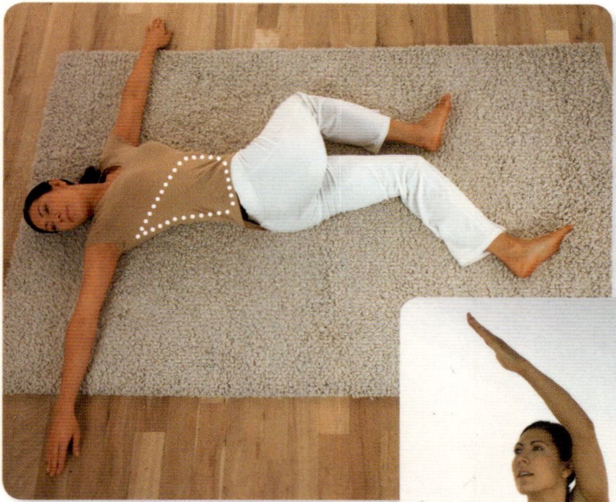

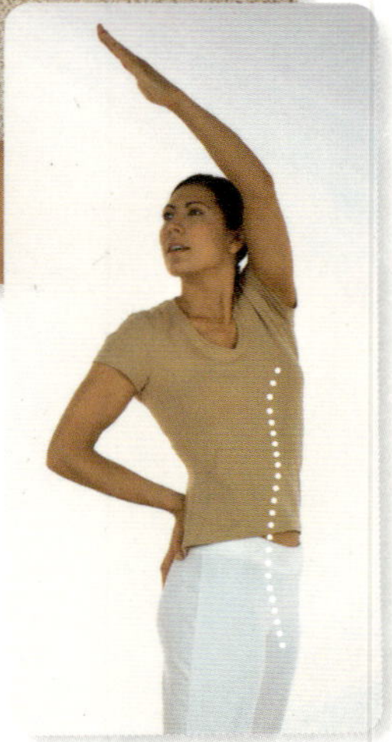

Rumpfdrehung im Liegen

- Nach rechts schauen

Rumpfdrehung im Stehen

- Arm weit strecken
- Die Hand auf den unteren Rücken pressen

34

THERAPEUTISCHES STRETCHING

TAILLE
RUMPFDREHUNG

Rumpfdrehung im Liegen
Legen Sie sich auf den Rücken. Die Arme nach beiden Seiten ausstrecken, die Bauchmuskeln anspannen und das rechte Knie vor dem linken Oberschenkel auf den Boden legen. Das linke Bein leicht beugen. Das rechte Knie in den Boden pressen, während Sie die rechte Hüfte nach vorn drücken. Die Position 2 Atemzyklen lang halten und die Übung dann zur anderen Seite wiederholen.

Rumpfdrehung im Stehen
Stellen Sie sich hin, die Füße sind hüftbreit auseinander. Die rechte Hand auf den unteren Rücken legen, die Fingerspitzen zeigen nach unten. Den Nabel in Richtung Wirbelsäule ziehen und den Rumpf mit Hilfe der linken Hand schräg nach oben sowie nach rechts drehen. Die Position 2 Atemzyklen lang halten, dann entspannen. Die Übung zur anderen Seite wiederholen.

ARME & HÄNDE
SCHAUFELBEWEGUNG

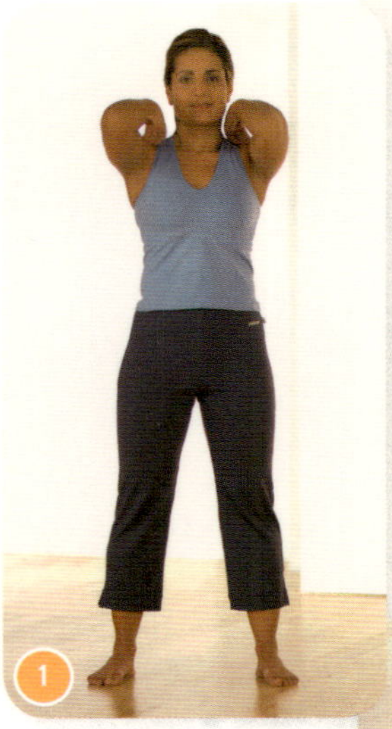

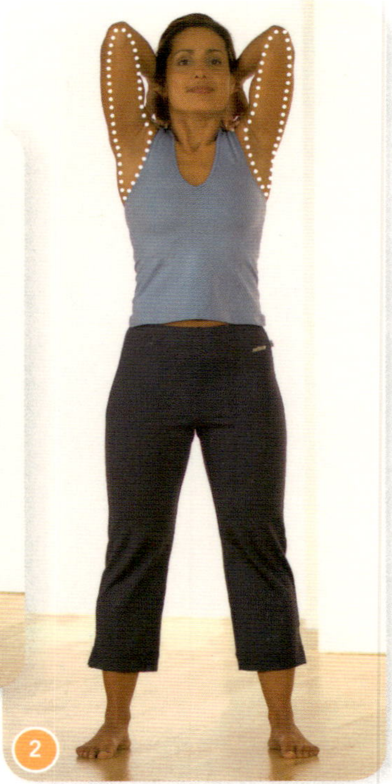

- Die Ellbogen nah am Kopf halten

19

THERAPEUTISCHES STRETCHING

ARME & HÄNDE
SCHAUFELBEWEGUNG

Diese Dehnübung sorgt für eine gute Beweglichkeit der Schultern, die häufig nachlässt, wenn die Arme vor dem Körper monotone Bewegungen absolvieren. Vergessen Sie nicht, die Hände während des Schaufelns abzuwinkeln!

1 **Aufrecht hinstellen**, Füße schulterbreit auseinander. Die Hüften stabilisieren, indem Sie den Nabel in Richtung Wirbelsäule ziehen. Pomuskeln anspannen. Die Hände auf Schenkelhöhe halten, die Handflächen zeigen nach vorn. Einatmen und die Arme nach hinten »schaufeln«, bis die Ellbogen nach vorn zeigen. Die Schultern mit den Außenseiten der Finger berühren.

2 **Die Arme mit den angewinkelten Händen** noch weiter nach hinten bringen, bis die Ellbogen nach oben zeigen. Ausatmen und in die Ausgangsposition zurückkehren, indem Sie langsam die Ellbogen sinken lassen und Hände und Finger strecken. Die Übung 3-mal wiederholen.

ARME & HÄNDE

SCHWIMMENDER »FISCH«

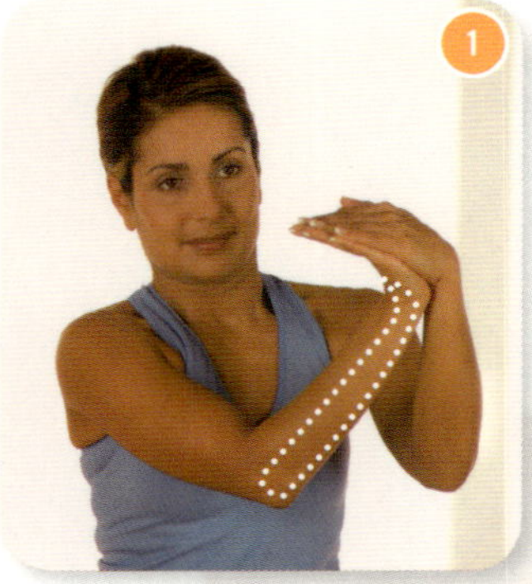

- Handflächen aufeinander pressen
- Die Schultern bleiben entspannt

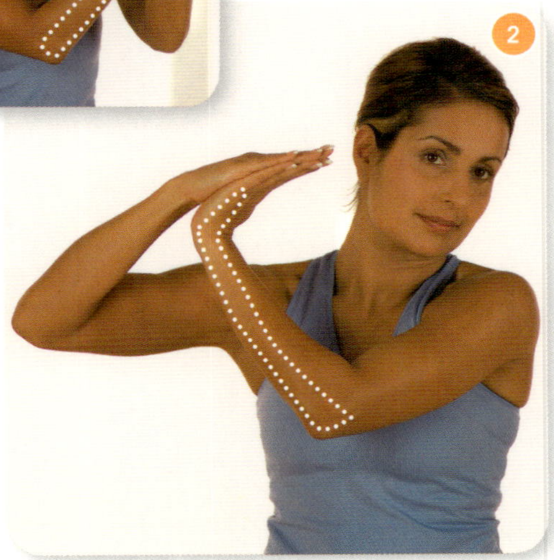

20

THERAPEUTISCHES STRETCHING

ARME & HÄNDE

SCHWIMMENDER »FISCH«

Dieses Stretching verbessert die Durchblutung der Nerven in Armen und Händen. Achten Sie darauf, dass die Handflächen zusammenbleiben und die Schultern entspannt sind.

1. **Legen Sie die Handflächen** aufeinander und beschreiben Sie mit beiden Händen eine liegende Acht. Die Hände sanft nach links unten führen, dann hoch und um die Kurve.

2. **Die Hände weiter nach rechts** unten führen, dann hinauf und erneut um die Kurve. Schultern und Kopf mitgehen lassen. Die Übung 4-mal wiederholen, dann die Bewegungsrichtung umkehren.

UNTERER RÜCKEN
KNIESCHAUKEL

Knieschaukel

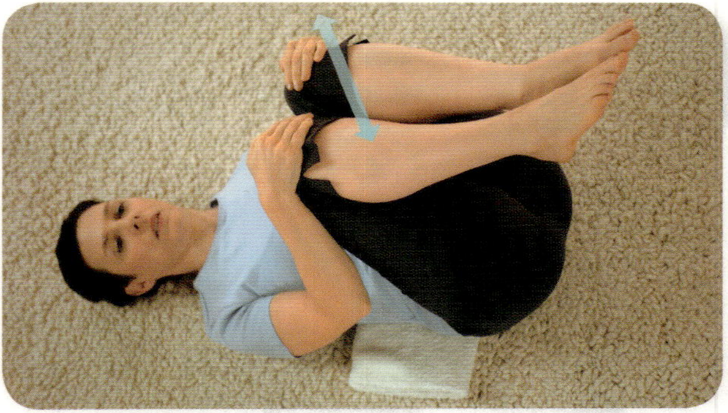

Kreuzbein-Kreisen

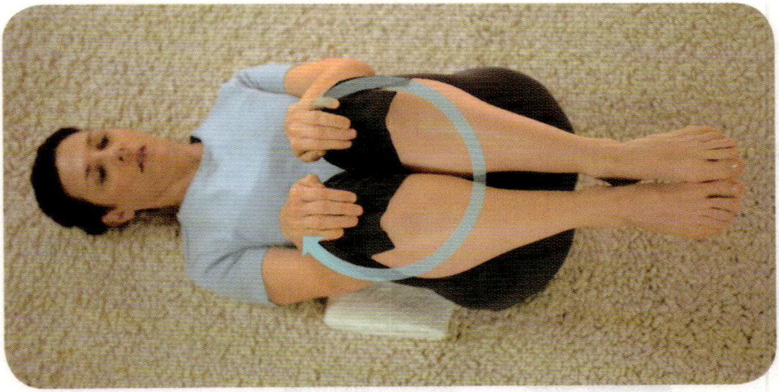

21

THERAPEUTISCHES STRETCHING

UNTERER RÜCKEN

KNIESCHAUKEL

Knieschaukel

Legen Sie sich auf den Rücken und stützen Sie den unteren Rücken mit einem zusammengefalteten Handtuch. Drücken Sie den unteren Rücken in das Handtuch, atmen Sie aus und ziehen Sie erst das eine, dann das andere Bein an die Brust. Jetzt die Knie umarmen und damit möglichst von der schmerzenden Seite weg 10-mal zur gegenüberliegenden Schulter hin schaukeln. Die Übung nach Möglichkeit auf der anderen Seite wiederholen.

Kreuzbein-Kreisen

Legen Sie sich auf den Rücken und stützen Sie den unteren Rücken mit einem zusammengefalteten Handtuch. Drücken Sie den unteren Rücken in das Handtuch, atmen Sie aus und ziehen Sie erst das eine, dann das andere Bein an die Brust. Die Knie mit Hilfe der Hände 5-mal in beide Richtungen kreisen lassen und dabei ganz normal weiteratmen.

UNTERER RÜCKEN
EIN KNIE ANZIEHEN

Ein Knie anziehen

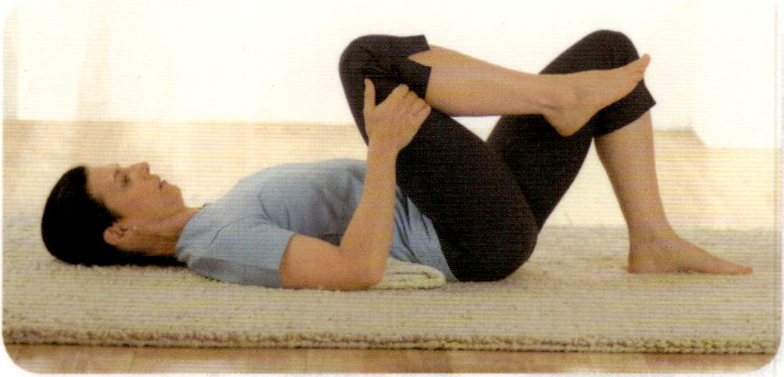

Beide Knie anziehen

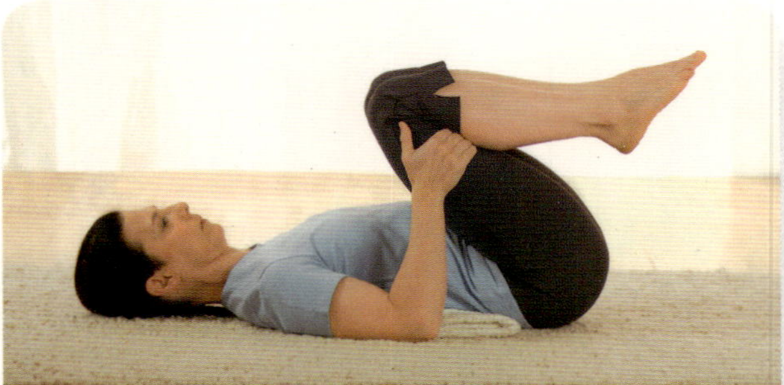

22

THERAPEUTISCHES STRETCHING

UNTERER RÜCKEN

EIN KNIE ANZIEHEN

Ein Knie anziehen

Legen Sie sich auf den Rücken und stützen Sie den unteren Rücken mit einem zusammengefalteten Handtuch. Ein Fuß ist aufgestellt. Den unteren Rücken in das Handtuch pressen. Das andere Bein an der Kniekehle umfassen und sanft an die Brust ziehen. Die Position einen Atemzyklus lang halten, dann ausatmen und den Fuß ebenfalls aufsetzen. Die Übung abwechselnd mit beiden Beinen 10-mal wiederholen.

Beide Knie anziehen

Legen Sie sich auf den Rücken und stützen Sie den unteren Rücken mit einem zusammengefalteten Handtuch. Beide Füße sind aufgestellt. Den unteren Rücken in das Handtuch pressen, ausatmen und erst das eine, dann das andere Knie heben und zur Brust ziehen. Die Position 3 Atemzyklen lang halten. Der untere Rücken bleibt dabei in das Handtuch gepresst. Erst den einen Fuß wieder aufsetzen und dann den anderen. Die Übung noch 2-mal wiederholen.

UNTERER RÜCKEN
RÜCKENENTSPANNUNG

Rückenentspannung im Liegen

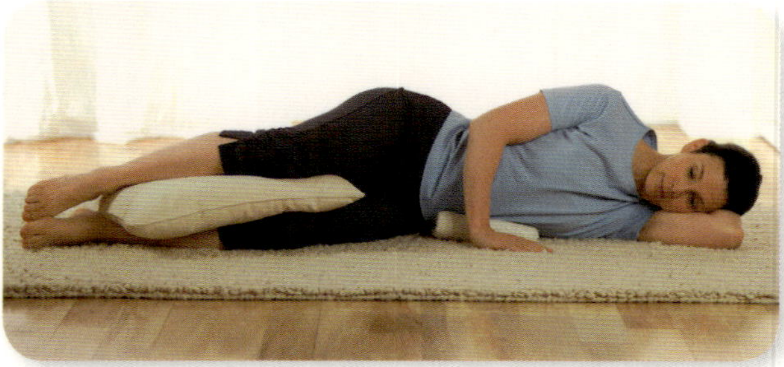

Rückenentspannung mit hochgelegten Beinen

- Arme und Hände entspannen

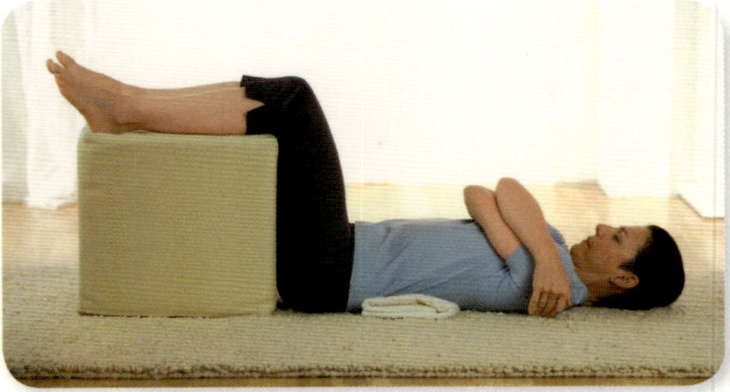

THERAPEUTISCHES STRETCHING

UNTERER RÜCKEN
RÜCKENENTSPANNUNG

Rückenentspannung im Liegen
Legen Sie sich auf die Seite und schieben Sie ein gefaltetes Handtuch oder Kissen unter die Taille. Den Kopf auf den Arm stützen. Die Knie leicht beugen und ein Kissen zwischen die Beine legen. 4 Minuten lang in dieser passiven Dehnung bleiben und die Übung auf der anderen Seite wiederholen.

Rückenentspannung mit hochgelegten Beinen
Legen Sie sich auf den Rücken und die Beine auf einen Stuhl, sodass die Oberschenkel einen rechten Winkel zum Oberkörper bilden. Den unteren Rücken stützt ein gefaltetes Handtuch. Ausatmen und die Arme so über dem Brustkorb kreuzen, dass die Hände den Boden berühren. Die Position 2–10 Minuten lang halten. Gleichmäßig weiteratmen.

HÜFTEN KREISEN

Hüftkreisen

- Das linke Knie stillhalten

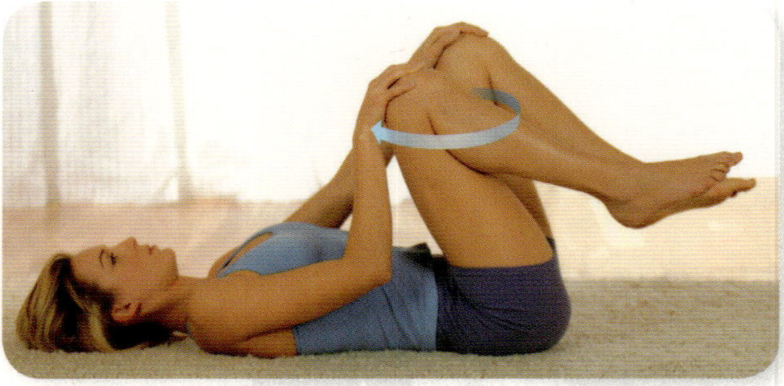

Beckenkreisen

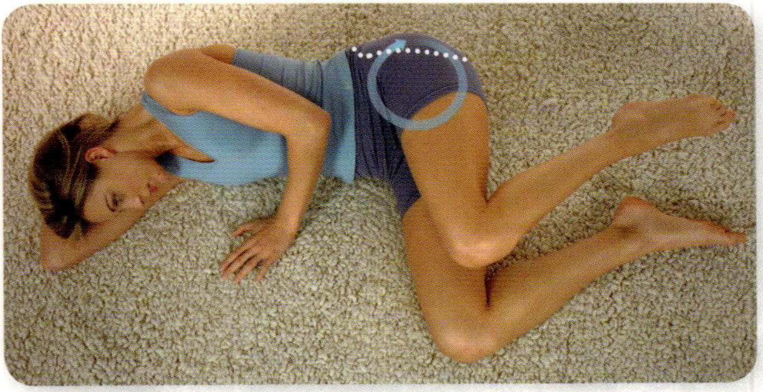

THERAPEUTISCHES STRETCHING

25

HÜFTEN
KREISEN

Hüftkreisen
Legen Sie sich auf den Rücken. Ziehen Sie die Knie an, sodass Rumpf und Oberschenkel einen rechten Winkel bilden und legen Sie beide Hände auf die Knie. Das linke Knie stillhalten und mit dem rechten kleine Kreise beschreiben, während Sie mit der Hand sanften Druck auf die Hüfte ausüben. 10-mal in beide Richtungen kreisen. Übung mit dem anderen Knie wiederholen.

Beckenkreisen
Legen Sie sich auf die Seite, der Kopf ruht auf dem Arm. Beide Knie so beugen, dass Rumpf und Oberschenkel einen rechten Winkel bilden. Betrachten Sie den Oberschenkelkopf als Achse, um die Sie nun mit dem Becken kleine, horizontale Kreisbewegungen machen. 6 Kreise absolvieren und dann die Richtung umkehren. Die Übung auf der anderen Seite wiederholen.

WADEN
KNÖCHEL

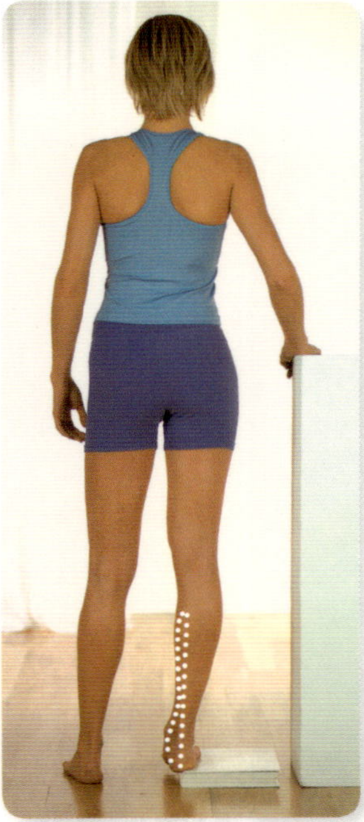

Stretch für innere Wade und Knöchel

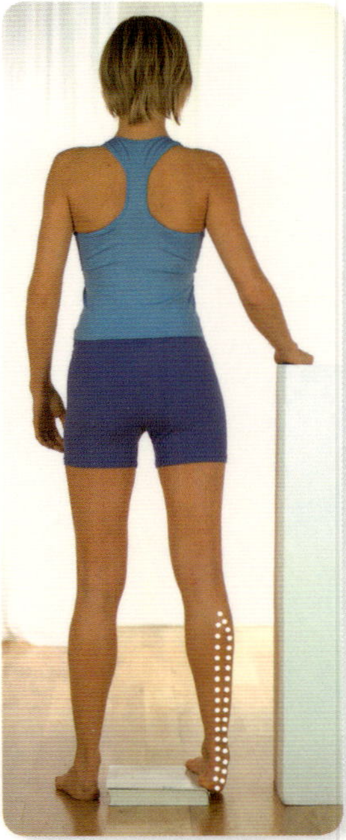

Stretch für äußere Wade und Knöchel

WADEN
KNÖCHEL

Stretch für innere Wade und Knöchel
Den Fuß auf die Kante eines dicken Buches oder einer Stufe stellen, sodass die innere Fußhälfte in der Luft schwebt. Halten Sie sich fest, um die Intensität der Übung kontrollieren zu können und verlagern Sie das Körpergewicht behutsam auf diesen Fuß. Die Position 4 Atemzyklen lang halten und die Übung mit dem anderen Fuß wiederholen.

Stretch für äußere Wade und Knöchel
Den Fuß auf die Kante eines dicken Buches oder einer Stufe stellen, sodass die äußere Fußhälfte in der Luft schwebt. Halten Sie sich fest, um die Intensität der Übung kontrollieren zu können und verlagern Sie das Körpergewicht behutsam auf diesen Fuß. Die Position 4 Atemzyklen lang halten. Übung mit dem anderen Fuß wiederholen.

WADEN
STRETCHEN IM SITZEN

Wadenmassage mit Tennisball

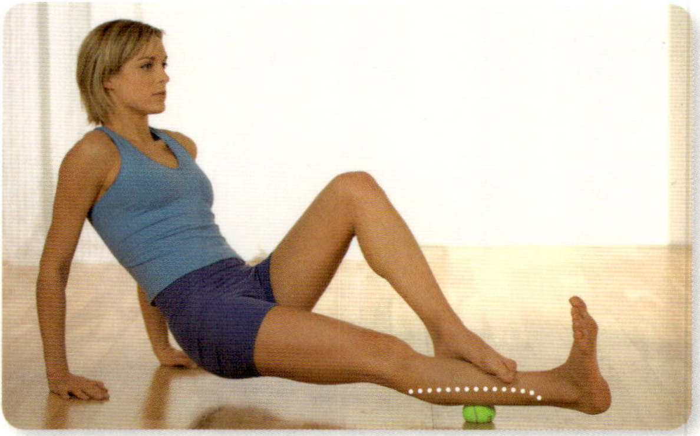

Wadenschütteln

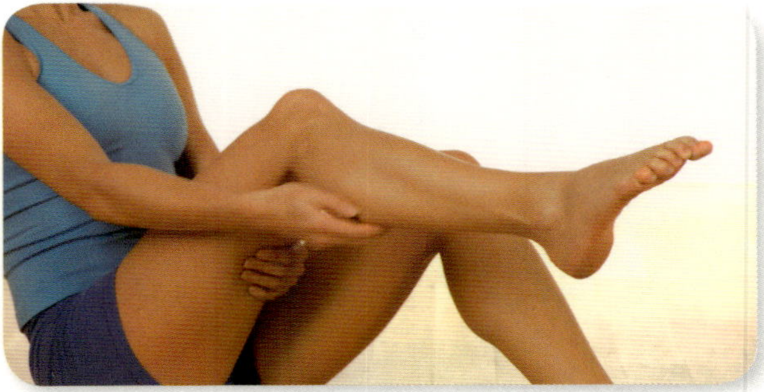

THERAPEUTISCHES STRETCHING

28

WADEN

STRETCHEN IM SITZEN

Wadenmassage mit Tennisball
Setzen Sie sich auf den Boden und legen Sie einen Tennisball unter die rechte Wade. Das Becken aufrichten und sich mit den Armen hochstemmen. Den linken Fuß direkt über dem Ball auf das rechte Schienbein aufsetzen und damit 3 Atemzyklen lang festen Druck ausüben. Die Übung wiederholen, dabei auf empfindliche Stellen besonders eingehen.

Wadenschütteln
Setzen Sie sich auf den Boden, die Füße sind aufgestellt. Heben Sie mit einer Hand einen Oberschenkel an und schütteln Sie mit der anderen die Wade. Die Übung anschließend mit dem anderen Bein wiederholen.

KOPF & GESICHT

STRETCHEN WIE EIN LÖWE

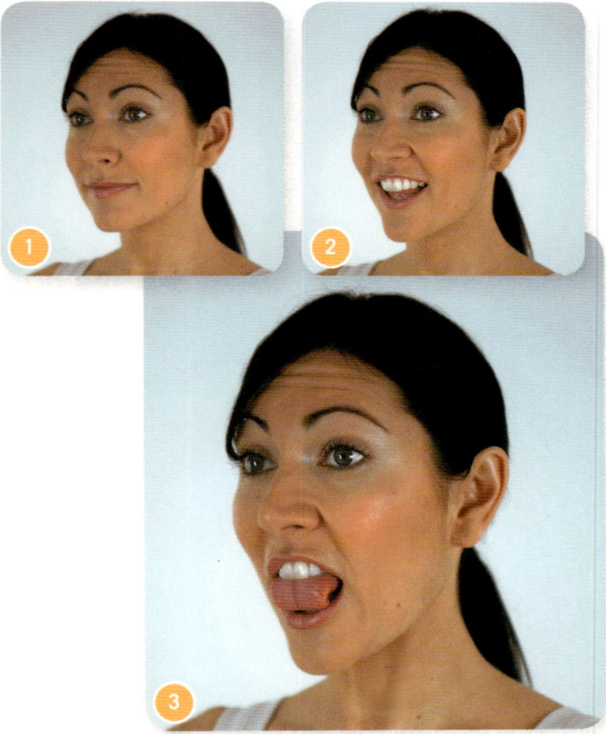

29

THERAPEUTISCHES STRETCHING

KOPF & GESICHT

STRETCHEN WIE EIN LÖWE

Das ist eine hervorragende Übung für Zunge und Gesichtsmuskulatur. Absolvieren Sie sie am Ende eines anstrengenden Tages. Verkrampfte Gesichts- und Halsmuskeln führen zu Verspannungen im ganzen Körper.

1. **Beide Augenbrauen hochziehen.** Den Hals lang machen, geradeaus schauen und sich vorstellen, jemand zöge Sie an den Ohren nach oben.

2. **Die Augenbrauen bleiben oben.** Jetzt den Mund leicht öffnen, die Oberlippe hochziehen und die obere Zahnreihe zeigen.

3. **Die Zunge so gegen die untere Zahnreihe** drücken, dass sie den Kiefer nach unten presst. »Aaaah« sagen, bis 5 zählen und entspannen.

KOPF & GESICHT

STRETCHING FÜR DIE AUGEN

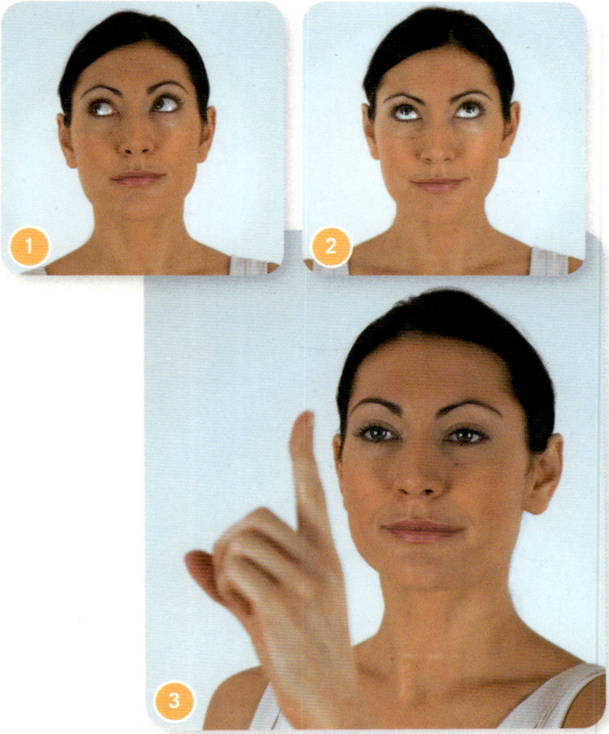

THERAPEUTISCHES STRETCHING

30

KOPF & GESICHT
STRETCHING FÜR DIE AUGEN

Halten Sie den Kopf ruhig, damit Sie alle sechs Muskeln isolieren können, die die Augenbewegungen kontrollieren. Wer lange am Computer arbeitet, sollte diese Übung jede halbe Stunde absolvieren.

1 **Nach links unten schauen,** dann einer imaginären Diagonalen nach rechts oben folgen und wieder zurück. 5-mal wiederholen. Dann rechts unten beginnen, der Diagonalen nach links oben und wieder zurück folgen.

2 **Nach links unten schauen.** Im Anschluss in einer hufeisenförmigen Bewegung nach oben und rechts schauen. Die Bewegung umkehren, d.h. von rechts unten hufeisenförmig nach links blicken. Je 3-mal wiederholen.

3 **Den Zeigefinger etwa 30 cm** von der Nase weg halten. 2 Atemzyklen lang auf die Fingerkuppe starren und sich dann 2 Atemzyklen lang auf den Raum hinter der Fingerkuppe konzentrieren. Die Übung 2-mal wiederholen.

OBERER RÜCKEN
VORWÄRTSSTRETCH

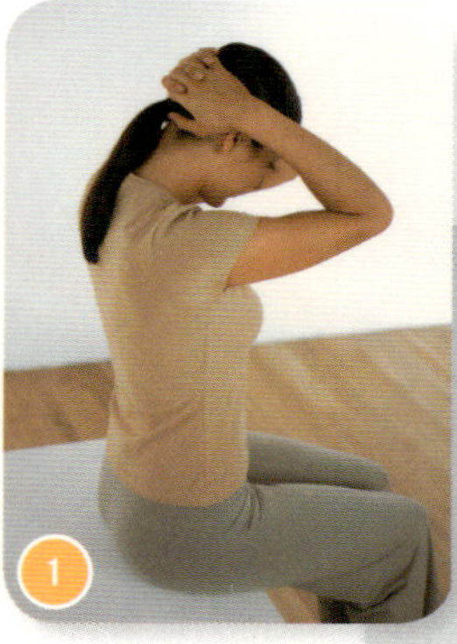

- Die Bauchmuskeln anspannen und einziehen

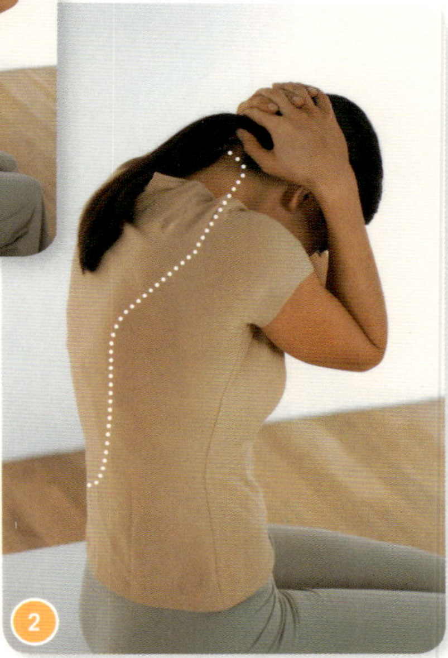

- Den Kopf in die Hände pressen

31

THERAPEUTISCHES STRETCHING

OBERER RÜCKEN
VORWÄRTSSTRETCH

Der Trick besteht darin sich vorzustellen, dass eine Achse durch die Ohren verläuft, wenn Sie das Kinn an die Brust ziehen und den Kopf vorneigen. Der obere Rücken ist sehr empfindlich, also vorsichtig dehnen und die Wirbelsäule beim Kinnsenken sanft abrollen. Diese Übung bringt Linderung nach langem Sitzen oder Autofahren.

1 **Setzen Sie sich auf eine Stuhlkante** und verschränken Sie die Hände hinter dem Kopf. Die Ellbogen zeigen nach vorn, das Kinn ist an die Brust gezogen. Spannen Sie die Bauchmuskeln an und ziehen Sie sie ein. Rollen Sie den Kopf langsam ab, als ob eine Achse durch Ihre Ohren verliefe.

2 **Das Kinn bleibt beim Abrollen des Kopfs** auf der Brust, während Sie den Kopf sanft in die Hände pressen. Die Brust hohl machen und auf das Brustbein schauen. Die Dehnung vom Nacken bis in den oberen Rücken spüren. Position 2 Atemzyklen lang halten, dann den Kopf wieder hochrollen.

OBERER RÜCKEN
HOCH DIE HÜFTEN

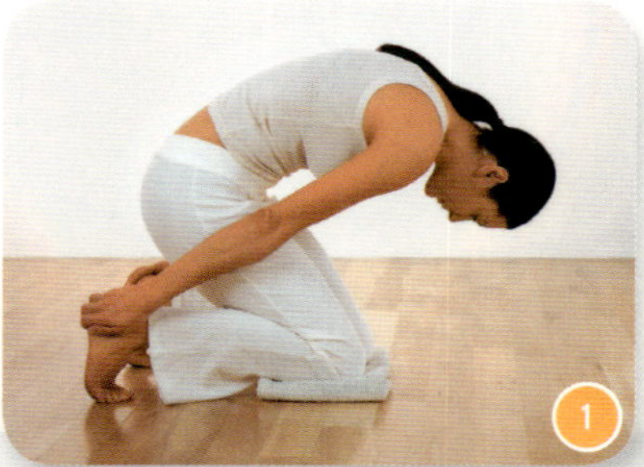

- Die Zehenspitzen bleiben am Boden

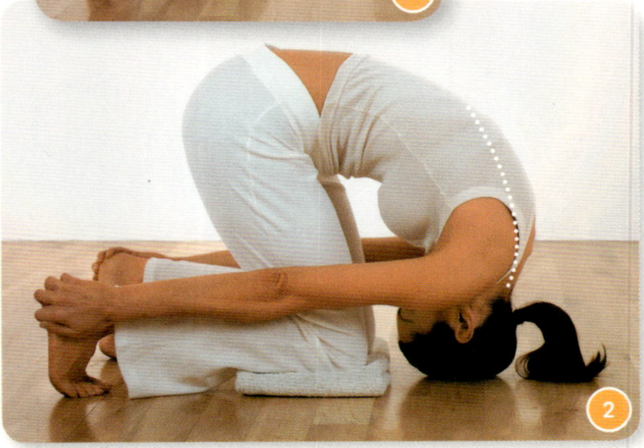

(32) THERAPEUTISCHES STRETCHING

OBERER RÜCKEN
HOCH DIE HÜFTEN

Diese Stretchübung ist ideal bei Verspannungen im oberen Rücken. Der Trick besteht drin, das Kinn Richtung Brust zu ziehen, während Sie den Kopf vorbeugen. Bequemer wird es, wenn Sie eine gefaltete Decke oder ein Kissen unter die Knie legen. Die Übung langsam und kontrolliert ausführen.

(1) **Knien Sie sich hin,** die Beine sind hüftbreit auseinander. Zehenspitzen aufstellen und die Fersen umfassen. Das Kinn an die Brust ziehen und den Kopf in Richtung Boden senken.

(2) **Die Hüften hochschieben,** während Sie den Oberkörper vorbeugen, bis Ihr Scheitel den Boden berührt. Das Kinn an die Brust ziehen und die Dehnung im oberen Rücken spüren. Position 2 Atemzyklen lang halten, dann langsam wieder hochkommen.

TAILLE

RUMPFSEITBEUGE IM SITZEN

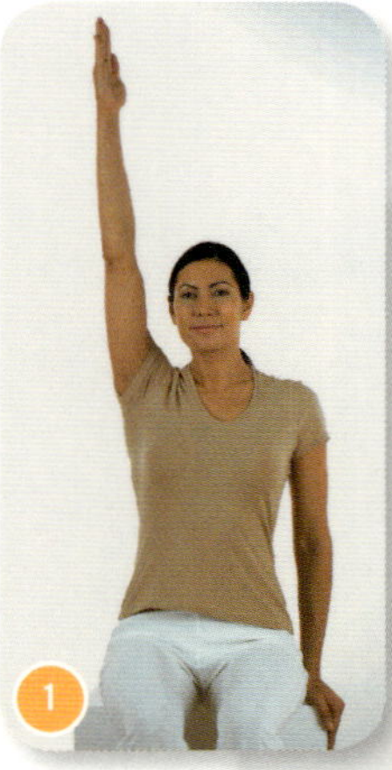

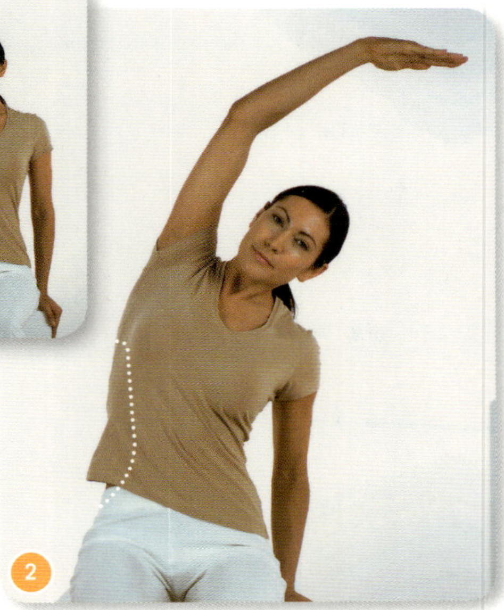

- Den Ellbogen leicht beugen
- Der Mittelfinger führt die Bewegung an

33

THERAPEUTISCHES STRETCHING

TAILLE
RUMPFSEITBEUGE IM SITZEN

Machen Sie Ihren Rumpf beim Arme-hoch-Strecken auf beiden Seiten ganz lang, damit die Übung wirklich effektiv ist. Schauen Sie geradeaus und beugen Sie sich nicht nach vorn.

1. **Setzen Sie sich auf eine Stuhlkante,** die Füße berühren den Boden. Die rechte Hand hochstrecken, die linke Hand hält sich an der Sitzfläche fest.

2. **Die linke Hand in den Stuhl pressen,** die rechte Hand hoch und nach links über den Kopf strecken. Stellen Sie sich vor, Sie würden sich mit dem Rücken an eine Wand lehnen. Die Position 2 Atemzyklen lang halten, dann entspannen. Die Übung zur anderen Seite wiederholen.

KNÖCHEL & FÜSSE
STRETCHEN IM SITZEN

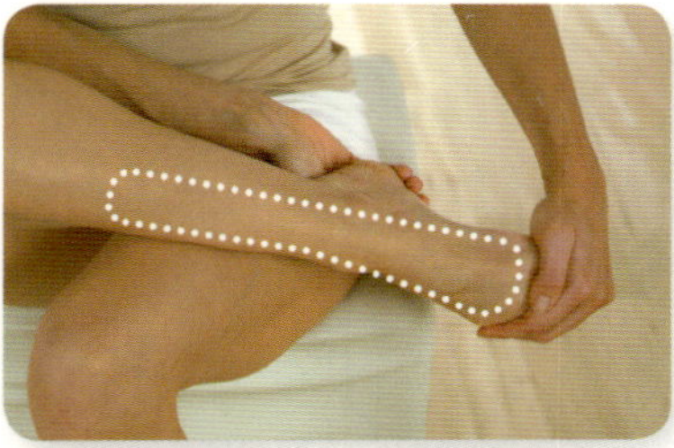

Zehen strecken

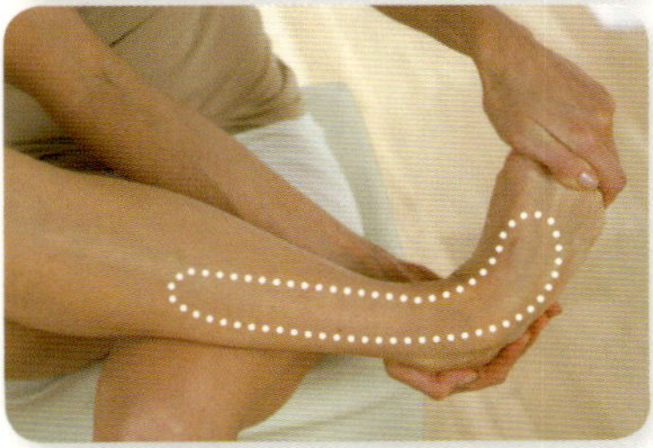

Fußstretch seitlich

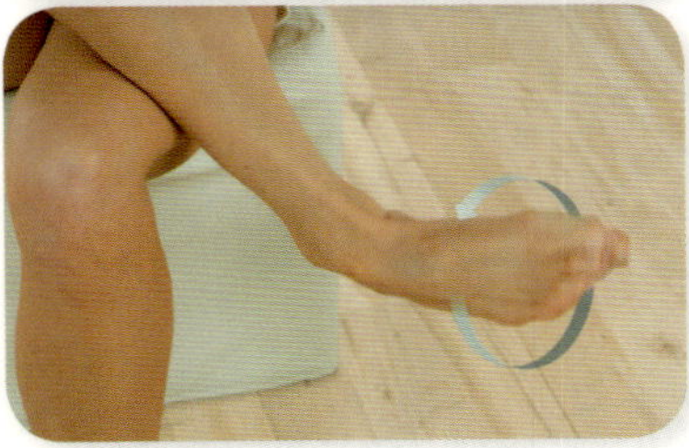

Fußkreisen

KNÖCHEL & FÜSSE
STRETCHEN IM SITZEN

Zehen strecken
Schlagen Sie ein Bein über das andere, damit Sie gut an Ihren Fuß herankommen. Den Fußrücken mit einer Hand umschließen. Die Zehen ganz lang machen und die Ferse sanft nach oben in die Wade pressen. Spüren Sie, wie sich die Knöchelvorderseite öffnet und halten Sie diese Position 4 Atemzyklen lang. Entspannen und die Übung mit dem anderen Fuß wiederholen.

Fußstretch seitlich
Schlagen Sie ein Bein über das andere. Den Fußrücken mit einer Hand umschließen und die Zehen zum Körper ziehen. Position 3 Atemzyklen lang halten, dann die Zehen vom Körper wegdrücken und diese Position ebenfalls 3 Atemzyklen lang halten. Die Übung mit dem anderen Fuß wiederholen.

Fußkreisen
Diese Übung können Sie im Sitzen oder Stehen absolvieren. Beschreiben Sie mit den Zehen 5 Kreise im Uhrzeigersinn, danach in die andere Richtung. Die Übung mit dem anderen Fuß wiederholen.

KNÖCHEL & FÜSSE

FUSSBALLEN-STRETCH

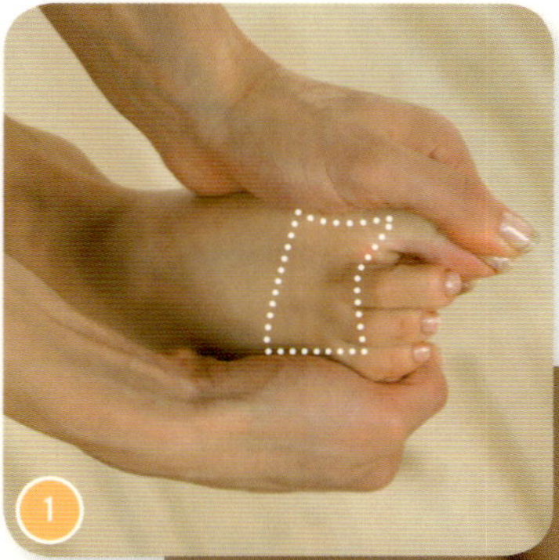

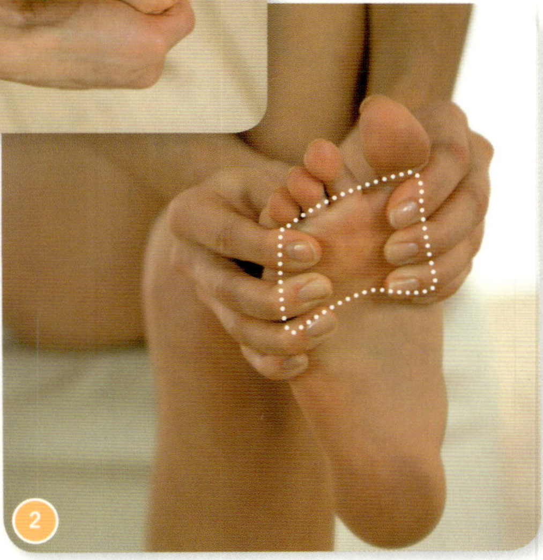

38

THERAPEUTISCHES STRETCHING

KNÖCHEL & FÜSSE

FUSSBALLEN-STRETCH

Nicht nur Ihre Faust, auch Ihre Füße sollten Sie »ballen« können, bis die Knöchel hervortreten. Achten Sie darauf, dass der Knöchel des großen Zehs am meisten hervorsteht und der des kleine Zehs am wenigsten. Umfassen Sie den Fuß mit den Fingern, um Fußrücken und -sohle zu dehnen.

1. **Die Daumen nebeneinander** auf den Fußrücken legen und mit Druck nach außen gleiten lassen, während Sie die Fußsohle mit den Fingern öffnen und dehnen. Übung 5-mal wiederholen.

2. **Nehmen Sie den Fuß** so in beide Hände, dass sich die Finger zwischen Ballen und Zehen berühren. Die Knöchel mit Hilfe der Finger langsam aber kräftig auseinander drücken. Übung 5-mal wiederholen.

TENNIS
ARMDEHNUNG

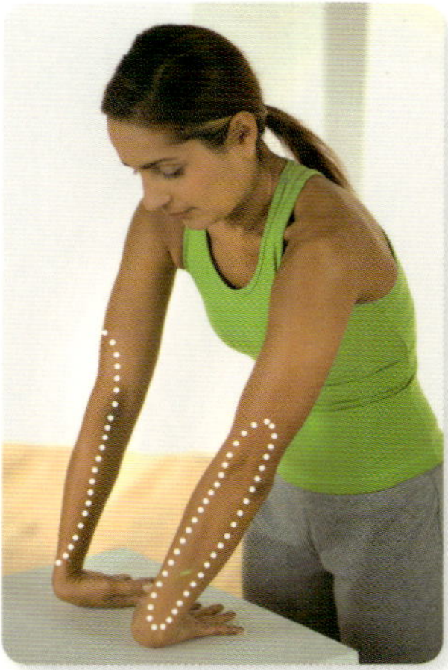

Unterarmstrecker

- Die Finger sind entspannt

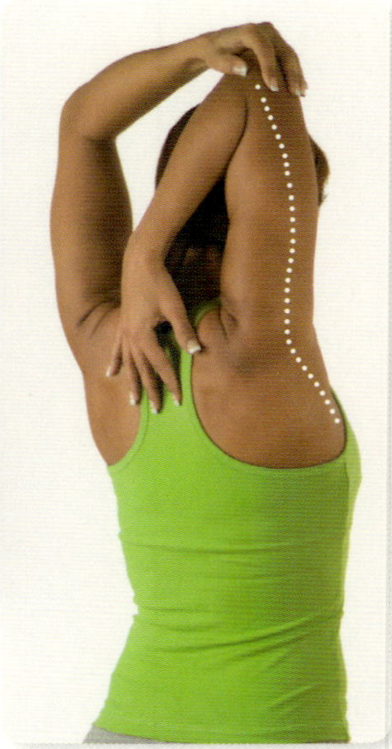

Trizeps

- Die Rumpfmuskulatur anspannen

39

STRETCHING FÜR DEN SPORT

TENNIS
ARMDEHNUNG

Die Übungen konzentrieren sich auf den Oberkörper. Das Halten des Schlägers und die ausholenden Bewegungen bei der Vor- und Rückhand sind eine Herausforderung für Schultern, Arme und Hände.

Unterarmstrecker
Hände mit dem Handrücken nach unten auf einen Tisch legen, die Finger zeigen zum Körper. Das Gewicht nach vorn verlagern. Die Hände mit Druck auf das Handgelenk abrollen. Zurücklehnen, um die Dehnung in der Unterarmvorderseite zu vertiefen. 3 Atemzyklen lang halten.

Trizeps
Stellen Sie sich hin, die Füße sind hüftbreit auseinander. Die Bauchmuskeln anspannen und die Knie leicht beugen. Die rechte Hand hinter den Kopf nehmen und zwischen die Schulterblätter gleiten lassen. Den rechten Ellbogen mit der linken Hand sanft nach hinten und in Richtung linke Schulter drücken. Den Brustkorb lang machen, um sich auf die Dehnung zu konzentrieren. Die Position 3 Atemzyklen lang halten und die Übung mit dem linken Arm wiederholen.

GOLF
ARMDEHNUNG

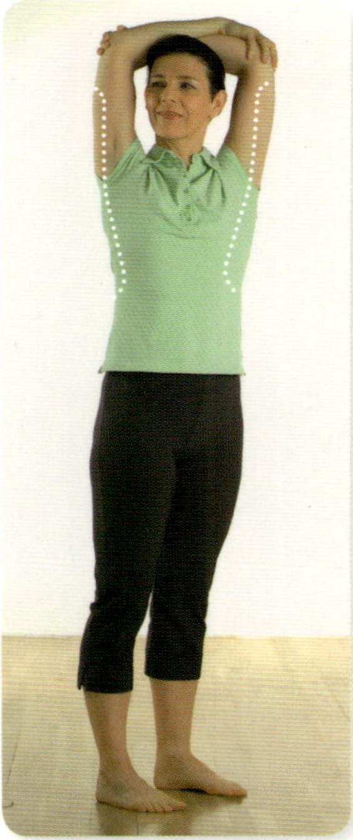

Rumpfdrehung
- Die Ferse bleibt am Boden

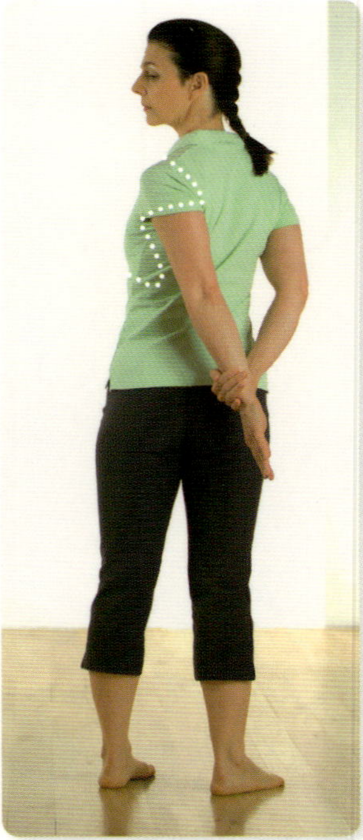

Handgelenk-Stretch
- Den Kopf mitdrehen

STRETCHING FÜR DEN SPORT

GOLF

ARMDEHNUNG

Beim Abschlag werden Wirbelsäule, Schultern und Hüften gedreht. Außerdem müssen Golfer ihr Körpergewicht von einem Bein auf das andere verlagern und mit beiden Beinen am Boden bleiben können.

Rumpfdrehung, Arme oben
Hinstellen, die Füße sind hüftbreit auseinander, die Brust ist angehoben. Die Pomuskeln anspannen. Die Arme hochstrecken, aber den unteren Brustkorbrand nicht mitheben. Den Rumpf nach rechts drehen. Die Schultern bleiben unten. Position 3 Atemzyklen lang halten. Übung auf der linken Seite wiederholen.

Handgelenk-Stretch
Stellen Sie sich hin, die Füße sind hüftbreit auseinander. Die Pomuskeln anspannen. Die Schultern hoch und nach hinten rollen, hinter dem Körper umfasst die rechte Hand das linke Handgelenk. Der untere Brustkorbrand bleibt unten, während Sie die Brust heben. Den Rumpf nach links drehen, während Sie das Handgelenk sanft nach rechts ziehen. Position 3 Atemzyklen lang halten und die Übung auf der anderen Seite wiederholen.

SCHWIMMEN
SEITBEUGE

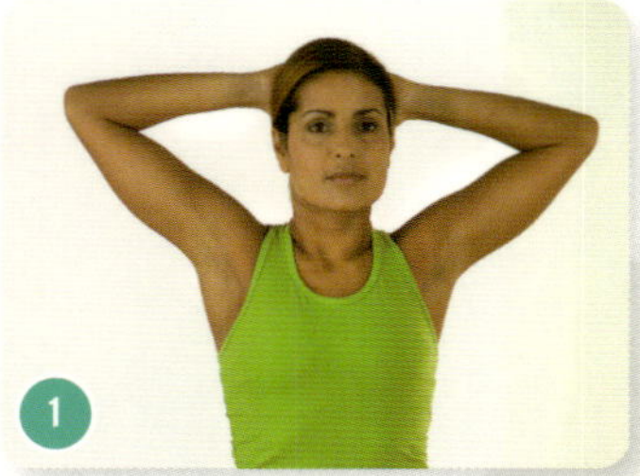

- Die Brust heben

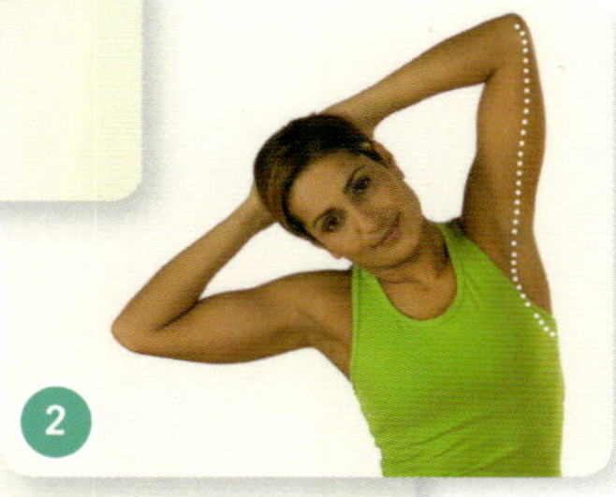

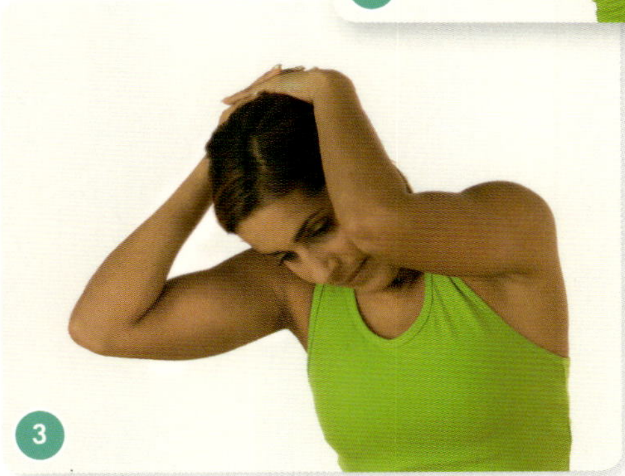

41 SCHWIMMEN SEITBEUGE

Tägliches Dehnen des Oberkörpers ist wichtig: Schwimmen kann zu Verspannungen in der Kopf-, Nacken- und Schultermuskulatur, eingeklemmten Nerven und Muskelsteifigkeit führen.

1. **Stellen Sie sich aufrecht hin** und ziehen Sie den Nabel in Richtung Wirbelsäule. Hände hinter dem Kopf verschränken, diesen sanft nach hinten pressen, Ellbogen zur Seite strecken und die Brust heben.

2. **Rumpf langsam nach rechts** beugen, der linke Ellbogen zeigt dabei nach oben. Einatmen und ausatmen, die Dehnung im linken Arm spüren. Den nach oben zeigenden Ellbogen nicht nach vorn kippen.

3. **In der Rechtsbeuge den linken Ellbogen** senken, bis beide Ellbogen nach unten zeigen. Die Brust wölben. Einatmen und ausatmen, die Dehnung im oberen Rücken spüren. In die Ausgangsposition zurückkehren und die Übung zur anderen Seite wiederholen.

FUSSBALL

»BUCKEL« & »HOHLKREUZ«

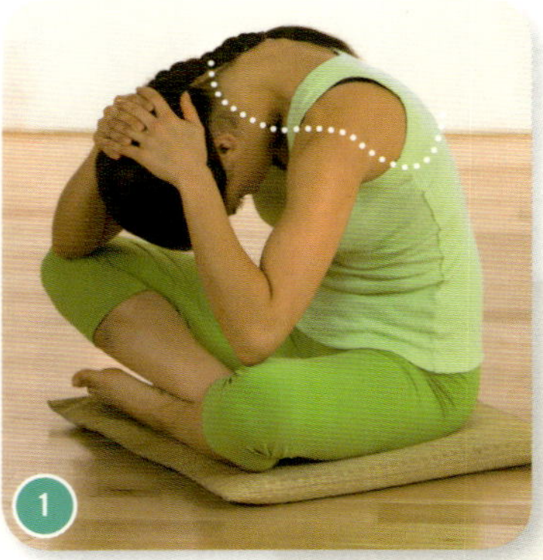

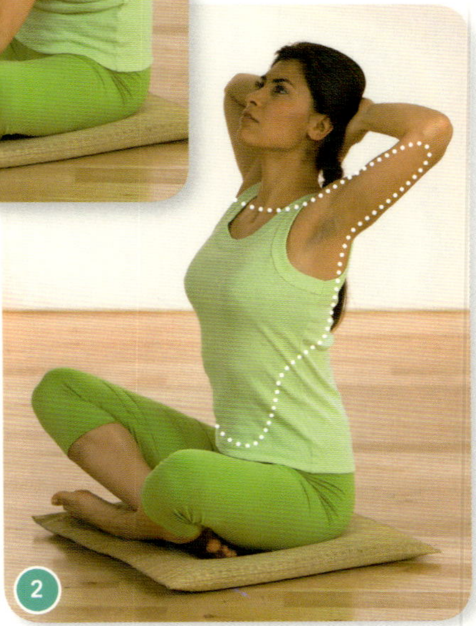

42

FUSSBALL
»BUCKEL« & »HOHLKREUZ«

Fußballspieler müssen flink und wendig sein. Die folgenden Stretchübung beugt Leistenverspannungen und steifen Hüftmuskeln vor, die durch das viele Laufen verursacht werden.

1. **Setzen Sie sich aufrecht** in den Schneidersitz. Die Arme hinter dem Kopf verschränken, Ellbogen zeigen nach vorn. Das Kinn zur Brust ziehen und die Wirbelsäule abrollen, bis die Ellbogen die Knie berühren. Ein- und ausatmen, dann die Wirbelsäule wieder hochrollen.

2. **Die Ellbogen bei hinter dem Kopf** verschränkten Händen zur Seite strecken. Sich nach hinten lehnen und ins Hohlkreuz gehen, den Kopf dabei in die Hände stützen. Schräg nach oben schauen. Die Position 2 Atemzyklen lang halten.

SKI FAHREN
PSOAS-AUSFALLSCHRITT

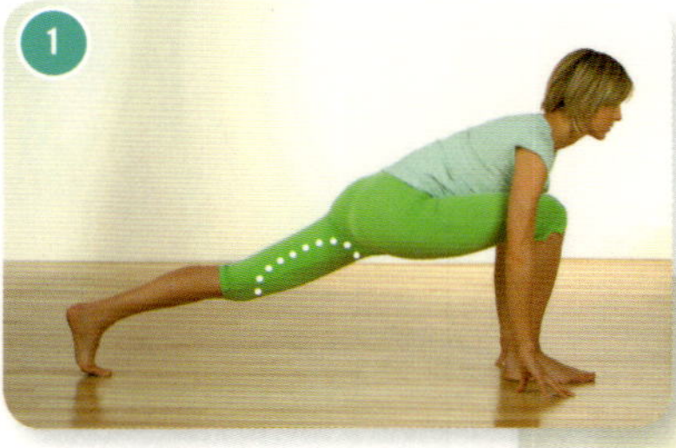

- Das Knie darf nicht über die Zehen hinausragen

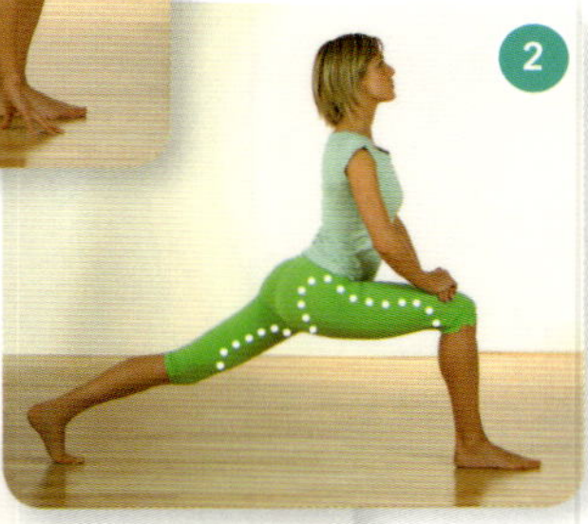

- Oberkörper leicht zurücklehnen

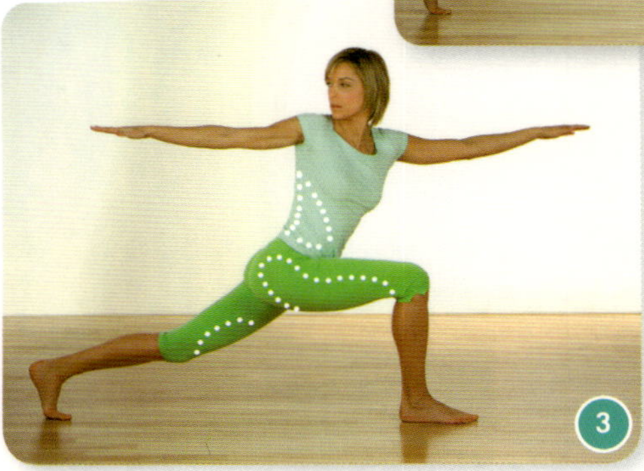

- Nach hinten schauen

44 SKI FAHREN

PSOAS-AUSFALLSCHRITT

Beim Skifahren werden die Psoasmuskeln (die tiefen Hüftbeuger) beansprucht, die neben der Wirbelsäule verlaufen und bis in die Beine reichen. Achten Sie während des Dehnens auf ein gerades Becken!

1. **Mit dem rechten Fuß** einen Ausfallschritt nach vorn machen, die Hände neben dem Fuß aufstützen. Hinteres Bein strecken. Die linke Hüfte Richtung Boden drücken.

2. **Hüften gerade lassen.** Hände auf den rechten Oberschenkel stützen. Ausatmen, Brust heben und nach oben schauen. Ein- und ausatmen und nach vorn schauen.

3. **Das Gleichgewicht nicht verlieren,** wenn Sie jetzt den linken Unterarm auf den rechten Oberschenkel stützen und den rechten Arm nach hinten strecken. Den linken Arm ebenfalls ausstrecken. Den Rumpf drehen, nach hinten schauen und die Position 3 Atemzyklen lang halten. Die Übung mit dem anderen Bein nach vorn wiederholen.

RAD FAHREN
HÜFTSTRETCH

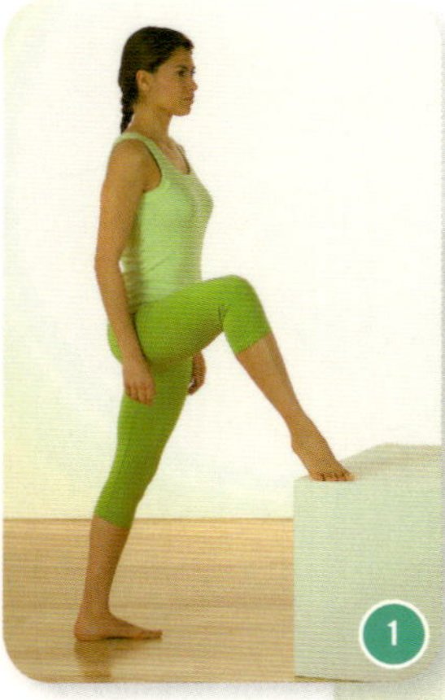

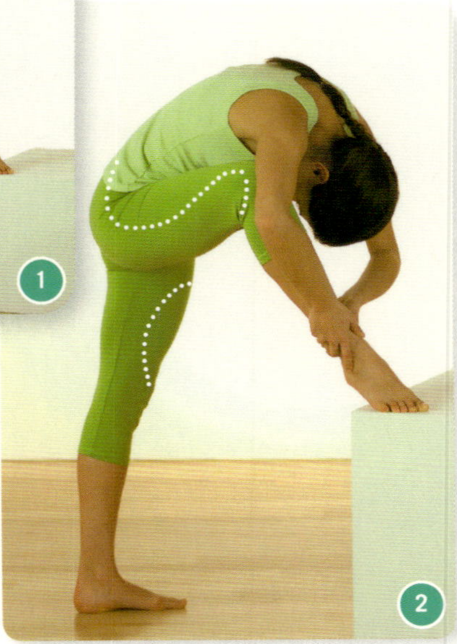

- Das Standbein bleibt leicht gebeugt

45

STRETCHING FÜR DEN SPORT

RAD FAHREN
HÜFTSTRETCH

Regelmäßiges Rad fahren kann zu Verspannungen der Hüften und Oberschenkelvorderseiten führen. Machen Sie folgende Dehnübung, um diese Problemzonen zu behandeln und Knie- und Rückenproblemen vorzubeugen.

1. **Die Pomuskeln anspannen,** den rechten Fuß auf einen Stuhl stellen. Das Knie ist gebeugt. Die rechte Ferse anheben, sodass nur der Fußballen die Sitzfläche berührt.

2. **Sich lang machen,** indem Sie den Brustkorb vom Becken wegziehen. Über das aufgestellte Bein beugen. Nabel in Richtung Wirbelsäule ziehen, Rücken rund machen und rechten Knöchel umfassen. 3 Atemzyklen lang halten. Übung mit dem anderen Bein wiederholen.

WANDERN

KNIEHEBEN MIT GESENKTEM KOPF

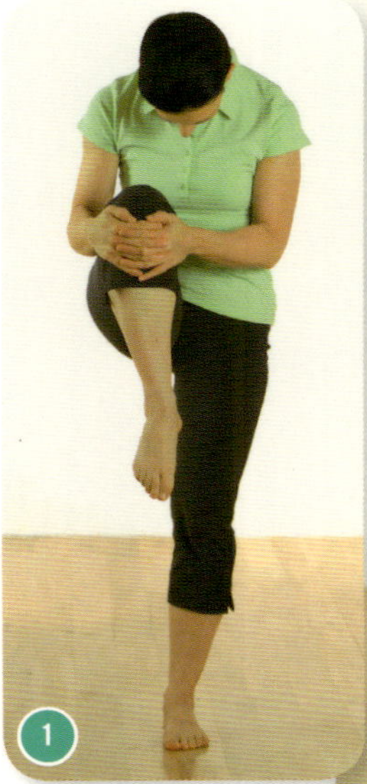

- Schultern unten
- Becken aufgerichtet
- Standbein leicht gebeugt

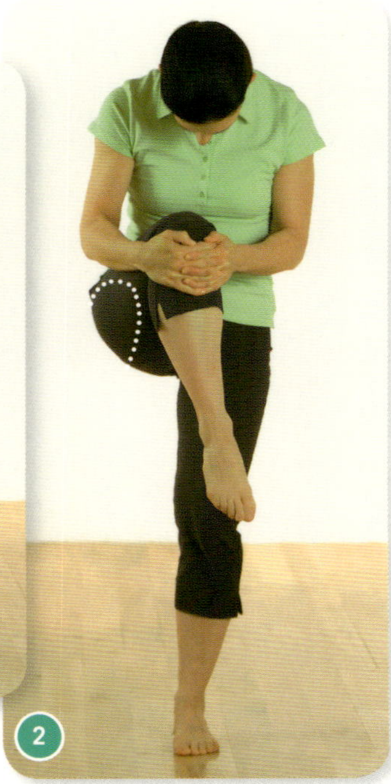

- Knie auf Bauchhöhe heben
- Der Fuß hängt vor dem Oberschenkel herunter

46

STRETCHING FÜR DEN SPORT

WANDERN

KNIEHEBEN MIT GESENKTEM KOPF

Wandern kräftigt in erster Linie den unteren Rücken, kann aber Verspannungen in Hüften und Beinen verursachen. Konzentrieren Sie sich auf die Dehnung von Po und Oberschenkelrückseite, indem Sie die Hüften beim Knieheben nach unten drücken.

1 **Auf ein Bein stellen** und das Knie des anderen Beines an die Brust ziehen. Das Becken ist aufgerichtet. Den Kopf zum Knie beugen. Position 3 Atemzyklen lang halten.

2 **Geradeaus schauen.** Das gehobene Knie zur gegenüberliegenden Schulter ziehen. Den Kopf senken. 3 Atemzyklen lang halten. Auf der anderen Seite wiederholen.

TANZEN
SITZENDE »VIER«

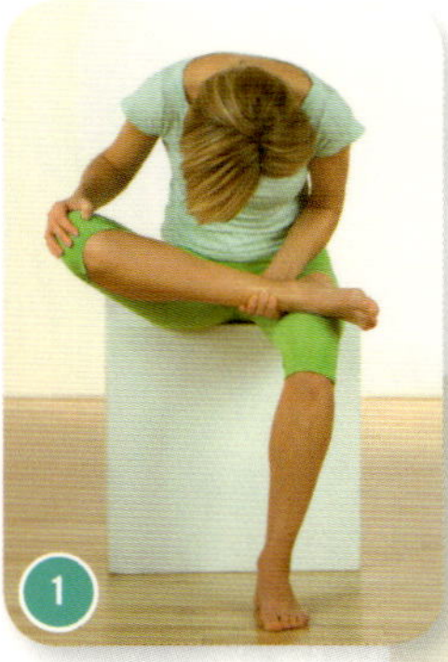

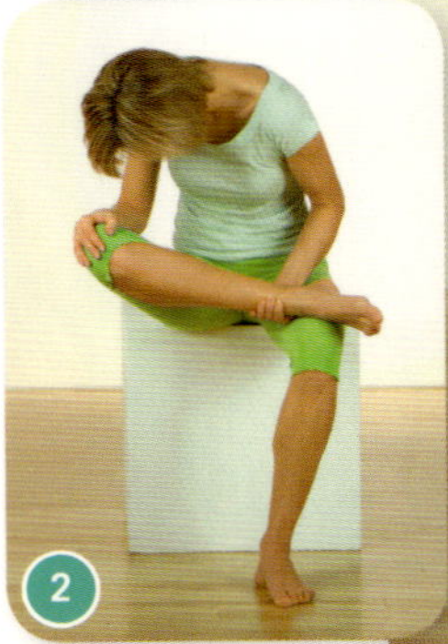

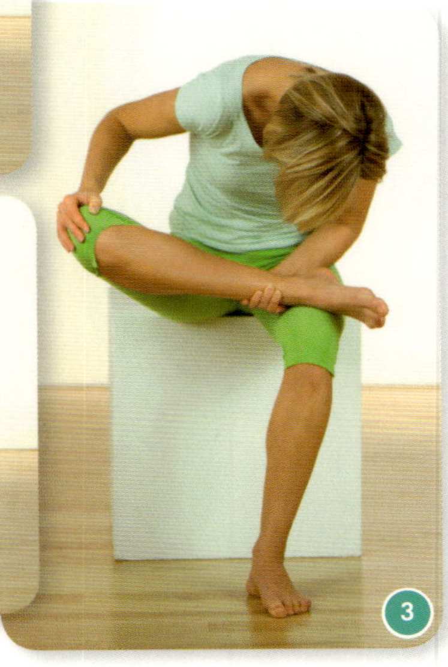

47 TANZEN
SITZENDE »VIER«

Viele Tänzer haben Probleme mit dem Iliotibialband – dem Bindegewebsband, das an den Oberschenkelaußenseiten verläuft. Dehnen Sie das Iliotibialband, indem Sie den Knöchel an den Körper ziehen und das Knie nach unten drücken. Das Knie darf dabei nicht schmerzen!

1. **Setzen Sie sich auf einen Stuhl.** Das rechte Bein über das linke legen, die linke Hand umfasst den Knöchel, die rechte liegt auf dem Knie. Beugen Sie sich aus der Hüfte nach vorn. Sanft am linken Knöchel ziehen und den Kopf nach unten neigen. Die Position 3 Atemzyklen lang halten.

2. **Kopf und Oberkörper** langsam nach rechts drehen, sodass Sie auf Ihr Knie schauen. Die Bauchmuskeln sind angespannt. Dehnung in der rechten Hüftseite spüren und die Position 3 Atemzyklen lang halten.

3. **Drehen Sie Kopf und Oberkörper** langsam nach links, sodass Sie auf den Fuß schauen. Spüren Sie die Dehnung unten in der rechten Hüfte. Halten Sie die Position 3 Atemzyklen lang und wiederholen Sie die Übung dann mit dem anderen Bein.

AM COMPUTER
ARMDEHNUNG

Mediannerv-Stretch

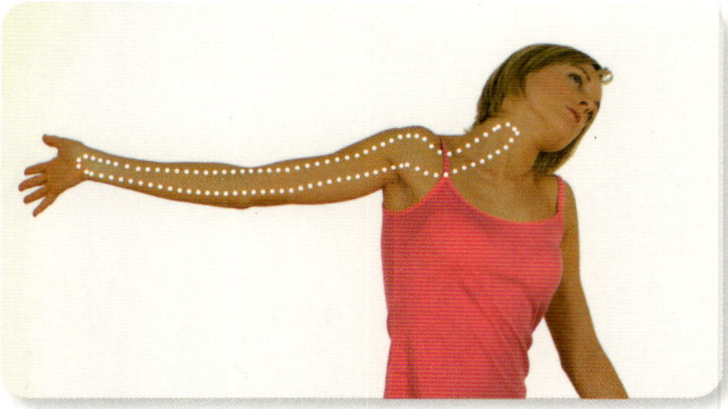

Radialnerv-Stretch

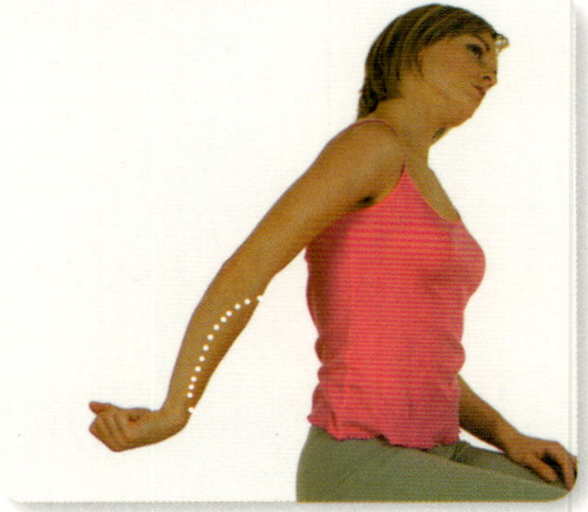

AM COMPUTER

ARMDEHNUNG

Die Arterien, die unsere Nerven in Nacken und Schultern mit Sauerstoff versorgen, haben nicht viel Platz zwischen Schlüsselbein und der obersten Rippe des Brustkorbs.

Mediannerv-Stretch

Den rechten Arm knapp unter Schulterhöhe zur Seite strecken, die Handfläche zeigt vom Körper weg. Die Finger anziehen, während Sie den Kopf zur linken Schulter neigen. Die Position 3 Atemzyklen lang halten, dann entspannen. Die Übung 3-mal wiederholen und dann zur anderen Seite absolvieren. Der Mediannerv verläuft vom Nacken in den Arm und kontrolliert die Feinmotorik von Händen und Fingern.

Radialnerv-Stretch

Die Hand zur Faust ballen und in Richtung Unterarm eindrehen. Den Ellbogen strecken und die Hand hinter dem Körper heben. Die Position 2 Atemzyklen lang halten, dann entspannen. Die Übung 3-mal wiederholen und dann mit der anderen Hand absolvieren.

IM FLUGZEUG
RUMPFDEHNUNG

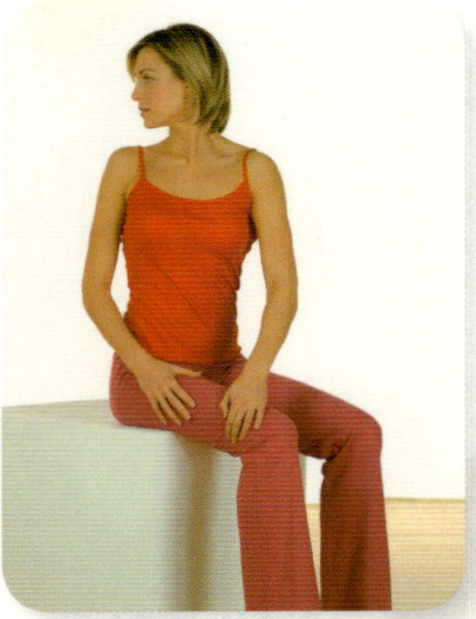

Rumpfdrehung im Sitzen

- Die Schultern bleiben unten

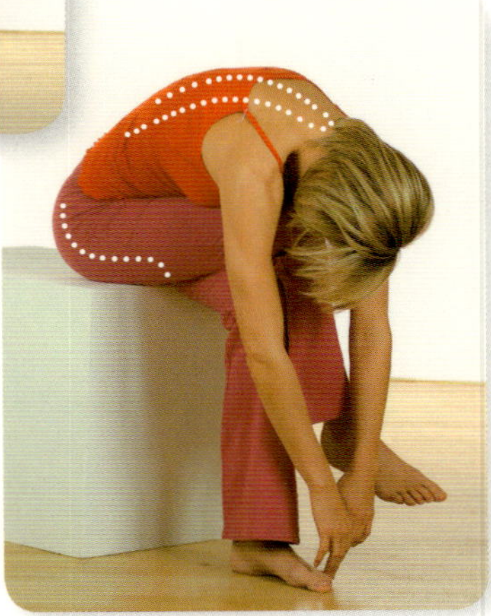

Kopf hängen lassen

- Die Arme entspannt hängen lassen

STRETCHING FÜR JEDEN TAG

49

IM FLUGZEUG

RUMPFDEHNUNG

Flüge verlangen dem Körper Ähnliches ab wie lange Autofahrten – in beiden Fällen sitzt man viel und hat nur wenig Beinfreiheit. Beim Fliegen kommen noch Vibrationen hinzu, die Rückenprobleme verursachen können, sowie eine stärkere Austrocknung des Körpergewebes. Versuchen Sie folgende Stretchübungen stündlich zu absolvieren.

Rumpfdrehung im Sitzen
Aufrecht hinsetzen und die linke Hand auf die Außenseite des rechten Schenkels bzw. die Armlehne legen. Die Wirbelsäule lang machen. Über die rechte Schulter schauen und die Position 2 Atemzyklen lang halten. Übung auf der anderen Seite wiederholen.

Kopf hängen lassen
Ein Bein über das andere schlagen, sich vorbeugen und den Kopf hängen lassen. Die Dehnung in Rücken und Wirbelsäule spüren, Position 2 Atemzyklen lang halten. Wirbelsäule aufrollen und die Übung mit dem anderen Bein oben wiederholen.

LANGES STEHEN
BEINDEHNUNG

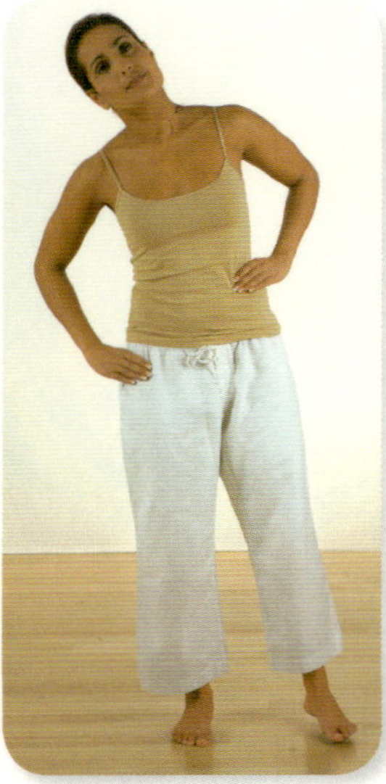

Beine entlasten

- Den Kopf zur Seite neigen
- Hand gegen die Hüfte pressen

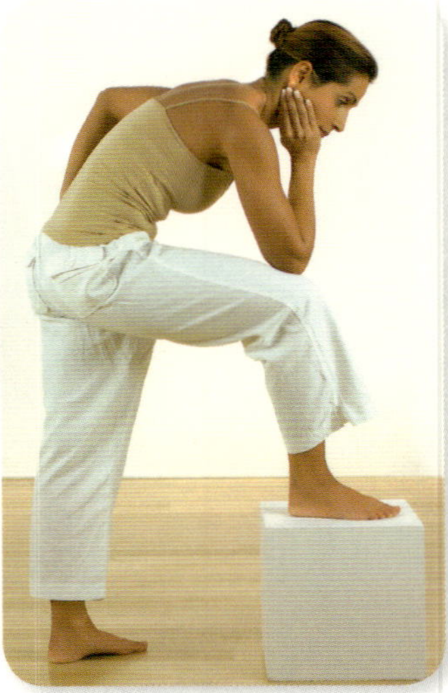

»Denker«

- Die Bauchmuskeln einziehen

50

STRETCHING FÜR JEDEN TAG

LANGES STEHEN
BEINDEHNUNG

Beine entlasten

Stellen Sie sich hin und entlasten Sie das linke Bein, indem Sie das Gewicht ganz auf das rechte verlagern. Die linke Hand in die Taille und die rechte in die Hüfte stemmen. Den Brustkorb nach oben lang machen, den Nabel in Richtung Wirbelsäule ziehen und die Schultern nach rechts neigen. Die Position 2 Atemzyklen lang halten. Die Übung, wenn möglich, auf der anderen Seite wiederholen. Wenn Sie auf einer Seite Schmerzen im unteren Rücken haben, die Übung nur zur anderen Seite hin ausführen.

»Denker«

Rechten Fuß auf eine Stufe oder einen Stuhl stellen. Rechtes Knie beugen, den Nabel in Richtung Wirbelsäule ziehen und den Oberkörper vorbeugen. Den rechten Ellbogen auf den rechten Oberschenkel stützen. Das Kinn in die Hand legen. Das linke Bein trägt das gesamte Körpergewicht. Die Übung auf der anderen Seite wiederholen.

LANGES SITZEN
HÜFTDEHNUNG

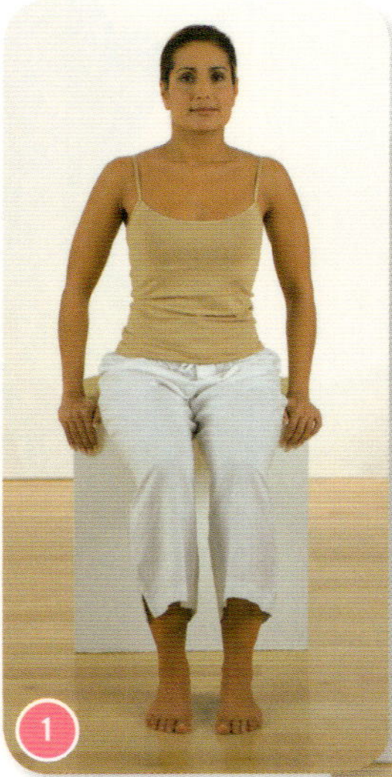

- Die Schultern sind hinten und unten

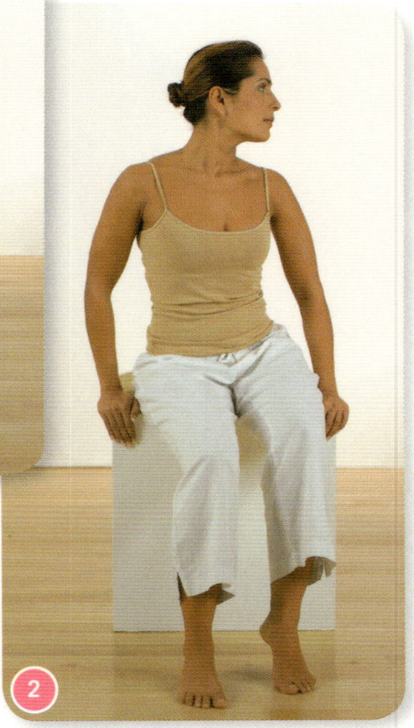

- Kopf zeigt zur verschobenen Hüftei

51

STRETCHING FÜR JEDEN TAG

LANGES SITZEN

HÜFTDEHNUNG

Wenn Sie sich im Sitzen leicht vorbeugen und die Pomuskeln ein wenig anspannen, verlängern Sie Ihre Wirbelsäule und richten sich auf. Wer viel sitzt, sollte regelmäßig, wenn möglich jede halbe Stunde, Dehnübungen absolvieren.

1. **Setzen Sie sich gerade** auf die Stuhlkante, beide Füße sind am Boden. Die Knie zeigen parallel nach vorn.

2. **Linke Hüfte nach hinten schieben.** Die Position einen Atemzyklus lang halten. Dann die rechte Hüfte nach hinten bewegen. Übung 4-mal links und rechts im Wechsel wiederholen und dabei auf dem Stuhl zurückwandern.

SCHWER HEBEN
RUMPFDREHUNG

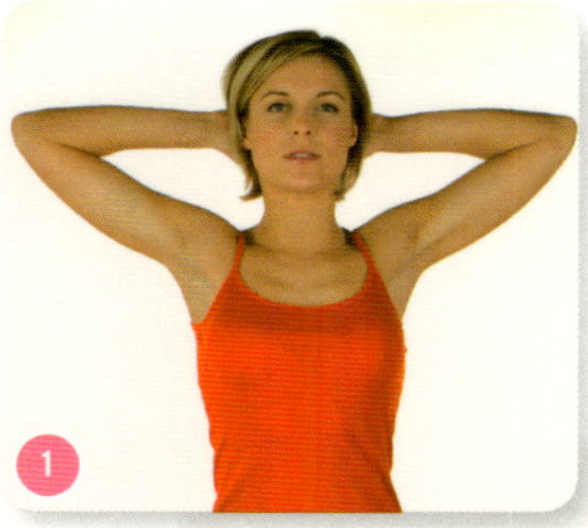

1

- Den Hinterkopf in die Hände pressen

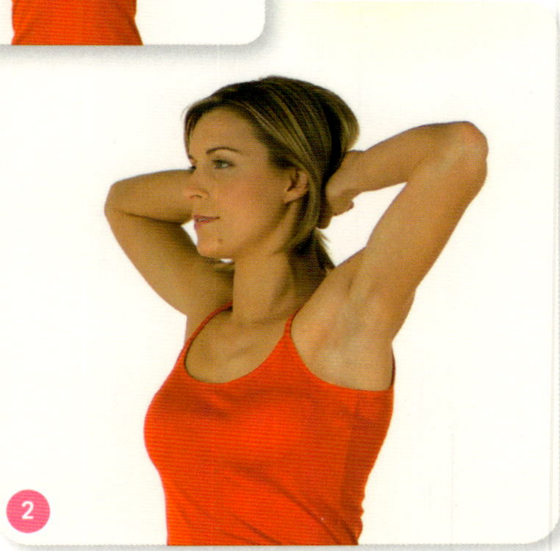

2

52

STRETCHING FÜR JEDEN TAG

SCHWER HEBEN

RUMPFDREHUNG

Beim Heben sollten Sie stets auf die richtige Technik achten: Den Rücken gerade lassen, den Oberkörper aus den Hüften heraus vorbeugen, tiefer als das Gewicht in die Hocke gehen, damit Sie es mit den Beinen hochstemmen können. Anschließend mit dieser Übung Brust, Schultern und Arme dehnen.

1. **Stellen Sie sich hin,** Füße schulterbreit auseinander. Beckenboden anspannen, Nabel in Richtung Wirbelsäule ziehen. Die Hände hinter dem Kopf verschränken und die Ellbogen seitwärts richten.

2. **Den Rumpf nach rechts drehen** und nach rechts schauen, während Sie Ellbogen und Kopf nach hinten drücken. Die Position 3 Atemzyklen lang halten. Übung zur anderen Seite wiederholen.

DANK DER AUTORIN

Mein Dank gilt zuallererst dem Team von Dorling Kindersley, das dieses Buch ermöglicht hat. Es war eine fantastische Erfahrung, mit so vielen begabten Menschen zusammenarbeiten zu dürfen: Ich danke Russell Sadur für die hervorragenden Fotos. Mein besonderer Dank gilt meinem geliebten Mann für seine Treue, Hingabe und seinen Humor.

ÜBER DIE AUTORIN

Suzanne Martin ist Physiotherapeutin und kann auf 25 Jahre Erfahrung im Bereich Gesundheit und Fitness zurückblicken. Die frühere Tänzerin ist eine vom American Council of Exercise zertifizierte Trainerin. Sie schreibt regelmäßig für die amerikanischen Zeitschriften *Dance Magazine* und *Pilates Style* und ist eine renommierte Lehrerin für Pilates, Tanz und Physiotherapie. Suzanne Martin ist offizielle Therapeutin des Smuin-Balletts in San Francisco und betreibt eine eigene Praxis namens Total Body Development in Alameda, Kalifornien. Weitere Informationen finden Sie auf der Website www.totalbodydevelopment.com

DORLING KINDERSLEY
London, New York, München, Melbourne und Delhi

Gestaltung Jee Chang
Redaktionsassistenz Nichole Morford
Chefbildlektorat Michelle Baxter
Art Director Dirk Kaufman
Cheflektorat Sharon Lucas
Programmleitung Carl Raymond
DTP-Design Kathy Farias
Herstellung Ivor Parker
Fotos Russell Sadur

Für die deutsche Ausgabe:
Programmleitung Monika Schlitzer
Projektbetreuung Kerstin Uhl
Herstellungsleitung Dorothee Whittaker
Herstellung Anna Strommer

Bibliografische Information Der Deutschen Bibliothek
Die Deutsche Bibliothek verzeichnet diese Publikation in der Deutschen Nationalbibliografie; detaillierte bibliografische Daten sind im Internet über http://dnb.ddb.de abrufbar.

Titel der amerikanischen Originalausgabe:
Stretching. 52 ways to keep fit and supple

Übersetzung Christiane Burkhardt

ISBN 978-3-8310-1191-9

Colour reproduction by Colourscan
Printed and bound in China by Hung Hing

Besuchen Sie uns im Internet
www.dk.com

Hinweis

Die Informationen und Ratschläge in diesem Buch sind von den Autoren und vom Verlag sorgfältig erwogen und geprüft, dennoch kann eine Garantie nicht übernommen werden. Eine Haftung der Autoren bzw. des Verlags und seiner Beauftragten für Personen-, Sach- und Vermögensschäden ist ausgeschlossen.